Werner Winkler

Die kleine Gesundheitsinventur

So finden Sie, was Ihnen hilft: Schlüssellösungen für 300 Probleme

VAK

VAK Verlags GmbH
Kirchzarten bei Freiburg

Vorbemerkung des Verlags
Dieses Buch dient der Information über Methoden der Gesundheitsvorsorge und Selbsthilfe. Wer sie anwendet, tut dies in eigener Verantwortung.
Autor und Verlag beabsichtigen nicht, Diagnosen zu stellen oder Therapieempfehlungen zu geben. Die hier beschriebenen Verfahren sind nicht als Ersatz für professionelle medizinische Behandlung bei gesundheitlichen Beschwerden zu verstehen.

Bibliografische Information der Deutschen Bibliothek
Die Deutsche Bibliothek verzeichnet diese Publikation in der Deutschen Nationalbibliografie; detaillierte bibliografische Daten sind im Internet über http://dnb.ddb.de abrufbar.

VAK Verlags GmbH
Eschbachstraße 5
79199 Kirchzarten
Deutschland
www.vakverlag.de

2. Auflage: 2007

Lektorat: Nadine Weber
Fotos: Prof. Dr. med. Wulf Seeling, Ulm
Umschlaggestaltung: Hugo Waschkowski, Freiburg
Satz und Layout: Goar Engeländer, Bad Lippspringe
Druck: Uhl, Radolfzell
Printed in Germany
ISBN: 978-3-935767-89-7

Inhaltsverzeichnis

„Die Zeit, die man
im Laufe seines Lebens
in Wartezimmern verbringt,
würde ausreichen, selbst
Medizin zu studieren."

Werner Koczwara, Kabarettist

Vorwort des Autors

Leider kenne ich kein Wundermittel gegen die nachfolgend aufgelisteten Beschwerden.

Es gibt aber viele Ansatzmöglichkeiten zur Linderung oder sogar gänzlichen Gesundung, an die Sie vielleicht bisher noch gar nicht gedacht haben.

In den letzten 18 Jahren sind mir zahlreiche Vorgehensweisen aufgefallen und berichtet worden, von denen ich zuvor nichts wusste; manche davon haben mir selbst geholfen und ich hätte gerne früher davon gehört. So ist es nicht ausschließlich Dankbarkeit, die mich dazu veranlasst hat, diese Sammlung zu veröffentlichen; es ist auch etwas Ärger dabei – denn immer wieder sehe ich, wie leicht sich „Türen öffnen“, wenn der passende Schlüssel verwendet wird: Ungelöste, aber lösbare Probleme sind ebenso unnötig wie heilbare Krankheiten, unter denen jemand jahrelang leiden musste.

Die 52 hier vorgestellten „Universalschlüssel“, die ich mit 300 „Beschwerden“ verknüpfe, können in vielen Fällen der lange gesuchte Türöffner zur Lösung sein und entscheidende Veränderungen anstoßen, jedoch geschieht dies nicht immer oder gar automatisch.

Einige Krankheiten bleiben trotz aller Therapie ungeheilt, einige Probleme trotz vieler Versuche ungelöst; und doch kann jeder noch so kleine Erfolg einen Unterschied zwischen „vorher“ und „nachher“ bedeuten. Ich bin zuversichtlich, dass es Ihnen hier ebenso ergeht wie vielen anderen, die die hier aufgeführten Universalschlüssel nutzen. Es lohnt sich also bestimmt, wenn auch nur aus Lust am Experiment, einmal diesen Weg zu beschreiten.

Um rasch in den Genuss des Nutzens dieses Büchleins zu gelangen, suchen Sie in der Liste ab Seite 13 ein Problem, mit dem Sie sich seit Längerem erfolglos beschäftigen. Vielleicht ist ja einer der aufgeführten Universalschlüssel schon die Lösung?

Eine wichtige Bemerkung noch vorab: Diese Liste und die neben den Problem- / Krankheitsbegriffen stehenden Zahlen verweisen nicht automatisch auf einen Zusammenhang zwischen Ursache und Wirkung! Ein „Universalschlüssel" bedeutet (nur): Es könnte einen Versuch wert sein!

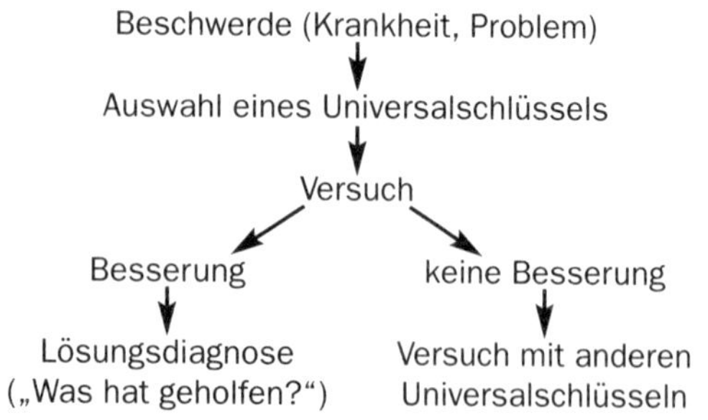
Beschwerde (Krankheit, Problem)
Auswahl eines Universalschlüssels
Versuch
Besserung
keine Besserung
Lösungsdiagnose
(„Was hat geholfen?")
Versuch mit anderen
Universalschlüsseln

Vorgehen bei der Verwendung von Universalschlüsseln

„Versuch macht klug", sagt ein Sprichwort, das in drei Worten beschreibt, wozu ich Sie auf den folgenden Seiten ermutigen möchte: Es geht (zunächst) nicht darum, die Beschwerden oder einen der hier vorgeschlagenen Lösungswege zu verstehen, sondern ihn auszuprobieren!

Ihr Werner Winkler

Gebrauchsanweisung für Liste 1

Hinter jeder Beschwerde in Liste 1 stehen die Nummern von Universalschlüsseln, deren Verwendung hier besonders Erfolg versprechend erscheint. Dabei gibt es keine Garantie für die Wirksamkeit im Einzelfall, jedoch beschränkt sich die Auswahl auf rezeptfreie, risikoarme und ohne allzu großen Aufwand durchführbare Methoden. Ein Versuch lohnt sich also in vielen Fällen.

Ärzte, Heilpraktiker und Therapeuten verfügen zwar über ein weit größeres Repertoire an Behandlungsmöglichkeiten als hier aufgeführt; dies und die häufig zu beobachtenden komplizierten Denkpfade führen jedoch immer wieder einmal dazu, dass die einfacheren, offensichtlichen Wege übersehen werden. Auch auf Verdacht hin (was helfen könnte), wird nur selten therapiert, meist verlangen die ärztliche Gewohnheit oder Patientenwunsch „sichere" Methoden. Trotzdem wird manchmal (im Sinne eines Universalschlüssels) ohne eindeutigen Befund eine Therapie verordnet und die zugrunde liegende Krankheit erst nach einer Besserung diagnostiziert.

In der Sprache des Arztes heißt es dann – leider noch viel zu selten – „ex juvantibus" (Diagnose nach erfolgter Heilung).

Dr. H. P. Bertram aus Münster formulierte etwa hinsichtlich der möglichen Wirkung einer Zinktherapie (Universalschlüssel 50): „Wenn Zink hilft, war es ein Zinkmangel."

Somit ist „ex juvantibus" das etwas paradoxe Prinzip der hier vorgestellten Universalschlüssel:

Erst nach der Lösung weiß man häufig, was genau das Problem war.

Ernsthafte Krankheiten und Beschwerden sollten selbstverständlich mit einem Arzt oder Therapeuten besprochen und von diesem diagnostiziert werden – was jedoch nicht ausschließt, sich selbst parallel und in Kooperation mit den Fachleuten um Besserung zu bemühen; die hier vorgestellten Möglichkeiten ersetzen also nicht automatisch eine ärztliche oder psychotherapeutische Behandlung, können diese jedoch sinnvoll ergänzen. Wenn mehrere Universalschlüssel bei einer Beschwerde aufgeführt sind, sehen Sie sich zuerst alle kurz an und testen Sie diese dann in einer Reihenfolge, die Sie selbst (auch gemeinsam mit Ihrem Arzt, falls Sie ihn mit einbeziehen) festlegen: Üblich ist, zuerst die einfachsten und vor allem die noch nicht versuchten auszuprobieren.

Bei bereits laufenden Therapien und akuten Erkrankungen ist eigentherapeutisches Vorgehen sinnvollerweise mit dem Verantwortlichen (Arzt, Heilpraktiker, Apotheker) abzuklären, damit keine unerwünschten Wechselwirkungen entstehen.

Schnellübersicht Universalschlüssel

(in Klammern die Seitenzahlen der jeweiligen Beschreibungen)

Liste 1: 300 Beschwerden und dazu passende Universalschlüssel

In der folgenden Übersicht finden Sie 300 Beschwerden mit Verweisen auf möglicherweise geeignete Universalschlüssel (Erläuterungen zu den Universalschlüsseln von 1 bis 52 ab S. 35). Anhand dieser Liste können Sie Ihre persönliche „Gesundheitsinventur“ durchführen oder bei neu auftretenden Beschwerden nach Schlüssellösungen, Lösungsideen oder Universalschlüsseln suchen. Nr. 51 und 52 sind „Meta-Universalschlüssel“, die für alle Beschwerden gelten, auf die Sie Einfluss haben oder bei denen bereits Erfahrungen darüber vorliegen, was geholfen hat.

Beschwerde	Universalschlüssel-Nr.
A	
Abgeschlagenheit	1, 10, 12, 16, 22, 25, 34, 50
Abwehrschwäche	1, 2, 19, 27, 30, 35, 37, 38, 39, 40, 45, 50
Ängste	1, 10, 11, 15, 25, 31, 32, 36, 50
Aggressivität	1, 2, 11, 19, 20, 22, 31, 41, 43, 44, 50
Akne	1, 15, 31, 33, 35, 36, 40, 50
Albträume	15, 22, 36

Beschwerde	Universalschlüssel-Nr.
Alkoholmissbrauch, Folgen von	2, 10, 22, 26, 36, 49, 50
Allergien	1, 5, 31, 35, 38, 39, 45, 50
Alzheimer-Erkrankung	12, 35, 49, 50
Apathie	2, 14, 23, 31, 32, 33, 36
Appetitlosigkeit, -mangel	1, 2, 3, 7, 9, 24, 26, 31, 33, 35, 37, 40, 41, 44, 50
Arterienverkalkung	35, 39, 50
Arthritis	2, 4, 29, 31, 35, 39, 43, 49
Asthma	1, 15, 21, 31, 35, 37, 38, 39, 43, 50
Atemnot	7, 17, 35, 38, 39
Aufwachprobleme	1, 12, 13, 14, 27, 31, 37, 50
Augenbewegungen, unkontrollierte	15, 35, 41
Augenerkrankungen	10, 16, 29, 30, 40, 42, 50
Augen-Netzhaut-Degeneration	30, 35, 50
Augenringe	7, 27, 31, 33, 35, 50
Augen rot / entzündet	1, 27, 39, 40, 42, 50
Ausdauer, verminderte	1, 2, 7, 27, 31, 47, 49
Auszehrung (z. B. im Alter)	31, 33,44, 45, 47, 50

B

C

D

E

F

G

H

I

J

K

L

N

S

Beschwerde	Universalschlüssel-Nr.
Schwangerschafts-beschwerden	9, 16, 20, 29, 50
Schwangerschafts-depressionen	22, 31, 50
Schwangerschaftsdiabetes	6
Schwangerschaftsstreifen	47
schwankender Gang	41
Schweißabsonderung, starke	1, 17, 31, 35, 50
Schwindel	23, 24
Sehkraft, geminderte	1, 16, 19, 31, 40, 44
Sehnenreflexe, verminderte	17
Sehstörungen	16, 40, 50
Selbstmordgedanken, -versuche	19, 22, 50
sexuelle Unlust	1, 10, 14, 31, 32, 37, 40, 50
sexuelle Unterentwicklung	50
Singledasein als Problem	10, 11, 14, 22, 32, 34, 49
Sinnlosigkeitsgefühl	1, 10, 49
Sommerschnupfen	40
Speiseröhrenentzündung	7
Spermienbildung, geringe	6, 29, 40, 50
Stimmungsschwankungen	17, 19

T

U

V

W

Z

A–Z:

Beschwerden, zu denen kein Vermerk aufgeführt ist, können mit folgenden Universalschlüsseln angegangen werden: 1, 10, 14, 22, 31, 35, 49, 50 (z. B. ADHS, Arbeitslosigkeit, Beziehungsunfähigkeit, Burnout-Syndrom, Erfolglosigkeit, Frust, Geldnot, Probleme mit den Eltern oder Schwiegereltern, schlechte Noten usw.)

Nr. 51 und 52 sind „Meta-Universalschlüssel" für sehr viele Beschwerden, das heißt sie können für fast alle anhaltenden Beschwerden in Frage kommen.

Eine häufig erfolgreiche Recherchemethode ist der Einsatz von Internet-Suchmaschinen (z. B. www.google.de). Dort geben Sie als Suchbegriff Ihr Stichwort ein und erhalten rasch eine Menge eventuell nützlicher Informationen. Bei ganzen Sätzen („Was hilft bei Haarausfall?") müssen Sie den vollständigen Satz in Anführungszeichen setzen.

Liste 2: Regeln für die Lösungssuche

Wenn Sie sich selbst behandeln oder Probleme verschiedenster Art lösen möchten, sind gewisse grundsätzliche Verhaltensweisen ratsam. Ansonsten besteht die Gefahr, dass mögliche Erfolge ausbleiben und Sie dann zu früh aufgeben, obwohl das Problem lösbar wäre.

Vielleicht erscheint Ihnen die eine oder andere der folgenden Regeln selbstverständlich – womöglich ist aber auch eine dabei, an die Sie selbst nicht sofort gedacht hätten.

1. Gehen Sie so professionell wie möglich vor, auch wenn Sie „nur“ für sich selbst nach Lösungen suchen.
2. Reden Sie vor allem über das was funktioniert (hat), weniger über das, was nicht in Ordnung ist.
3. Sie dürfen einfache Lösungen und überraschende Erfolge selbst bei komplizierten Problemstellungen erwarten.
4. Fragen Sie um Rat, wenn Sie nicht weiter wissen.
5. Interesse am Ausprobieren und forschende Neugier helfen auf Dauer meist mehr als Jammern und Klagen.
6. Jeder Mensch ist Experte für seine Probleme und deren Lösung; vertrauen Sie daher auch auf Ihre Erfahrungen, Intuition, Kompetenz, Tatkraft und eigenes Verständnis.
7. Achten Sie auf eine gute Zusammenarbeit (z. B. zwischen Arzt und Patient) sowie erfolgreiche Problemlösungsgespräche. Setzen Sie also, wo immer möglich, auf Kooperation und auf alles, was Ihre Handlungsmöglichkeiten erweitert oder erweitern könnte.

8. Wenn etwas funktioniert, machen Sie mehr davon!
9. Wenn etwas nicht funktioniert, hören Sie damit auf. Versuchen Sie etwas anderes.
10. Probleme und Lösungen sind selten aus demselben Holz geschnitzt. Betrachten Sie beides getrennt voneinander, so lange wie die Lösung noch aussteht.
11. Mögliche Lösungen zu fantasieren hilft meist mehr, als Ursachen von Problemen zu suchen, vor allem, wenn Sie bereits ohne Ergebnis nach Hintergründen gesucht oder Ursachenforschung betrieben haben.
12. Zeigen Sie gerade in unbekannten Situationen die Haltung „Gleiches mit Gleichem – positiv" (vgl. S. 44) und nutzen Sie so die positive Energie, die in jedem Problem steckt.
13. Gehen Sie verschiedene Ziele eher nacheinander an – es sei denn, ihre Verbindung setzt mehr Motivation frei und die Ziele behindern sich nicht gegenseitig.
14. Teilen Sie Erfolge und Erfahrungen mit anderen, etwa mit dem Arzt, Therapeuten oder Apotheker. Ohne einen solchen Austausch wäre z. B. auch dieses Buch nicht entstanden.

Liste 3: Universalschlüssel „von Ausnahmen bis Zink“

1. Ausnahmen

Bevor Sie nach einer Ausnahme von der „beklagten“ Regel suchen, muss die Beschwerde genau benannt werden (z. B. „Streit mit dem Hausmeister“). Dann überlegen Sie, wann diese Beschwerde noch gar nicht vorhanden oder schwächer war als derzeit. Forschen Sie nach, was Sie in diesen Ausnahmezeiten anders gemacht haben. Versuchen Sie, dies erneut zu tun, und überprüfen Sie, ob der bereits beobachtete Effekt wieder auftritt. Sie können auch nach Ausnahmen bei anderen suchen, die eine ähnliche Beschwerde hatten: Wie haben diese Menschen eine Besserung erzielt? Auch mithilfe eines Skalentagebuchs (S. 58) lassen sich Ausnahmen aufspüren und nutzbar machen.

Notizen: ....

2. Bewegung

Da der menschliche Körper von Natur aus auf Bewegung ausgelegt ist, scheinen Berichte nicht verwunderlich, die von einer Besserung verschiedenster Beschwerden alleine durch verstärkte Bewegung sprechen. Welche Art von Bewegung für Sie einen Unterschied herbeiführt, finden Sie heraus, indem Sie es ausprobieren. Beginnen Sie mit den einfachsten Bewegungen, z. B. Gähnen und Strecken, Händeklatschen, Tanzen, Spazierengehen. Beobachten Sie dabei, was Ihnen guttut, und machen Sie es häufiger oder länger.

Notizen: ....

3. Biotin

Biotin ist ein Vitamin, das sich reichlich z. B. in Erdnüssen, Eigelb oder Rinderleber findet. Falls Ihnen diese Lebensmittel für eine „Biotin-Kur“ nicht zusagen, finden Sie auch Biotin-Präparate in Drogerien, Apotheken oder im Reformhaus. Hinweise zu therapeutischen Mengen von Biotin und anderen Vitaminen / Mineralstoffen finden Sie auf S. 90 hier im Buch; Angaben zu den Mengen in den jeweiligen Lebensmitteln in der Fachliteratur (siehe Literaturverzeichnis).

Notizen: ....

....

....

....

4. Bor

Wenn Schwangere Gelüste auf Gurken verspüren, ist das vielleicht ein Signal des Körpers, das auf einen erhöhten Borbedarf hinweist; denn Gurken enthalten diesen Mineralstoff genauso in größeren Mengen wie Äpfel, Rettiche oder Pfirsiche. Neben dem Zellwachstum benötigt der Körper Bor offenbar auch für das Gehirn, Immunsystem und für den Hormonhaushalt. Das berühmte englische Sprichwort *An apple a day keeps the doctor away* („Ein Apfel am Tag bewahrt vor dem Arzt“) könnte ein Hinweis auf seine vorbeugende Wirkung sein.

Notizen: ....

....

....

5. Calcium

Calcium ist, wie auch andere der hier aufgeführten Mineralstoffe, ein Universalschlüssel, dessen Nutzen weit über die Stabilität der Knochen hinausgeht. Eine ausreichende Versorgung sichern Sie durch calciumhaltige Mineralwässer, grüne Gemüse, Käse und Calciumtabletten. Auch ein Stück Mohnkuchen kommt durchaus als schmackhafter Calcium-Lieferant in Frage.

Notizen: ....

....

....

....

6. Chrom

100 Gramm Kakao enthalten ungefähr so viel Chrom, wie Sie pro Tag benötigen. Auch Paranüsse oder Bierhefe bergen diesen wertvollen Stoff, der in unseren Breiten häufig zu selten in der Nahrung vorhanden ist.

Wenn Sie Beschwerden mit Chrom therapieren wollen, können Sie dies bequem auch durch spezielle Nahrungsergänzungsmittel tun, die eine höhere Menge davon enthalten. Besonders Typ-II-Diabetiker und Übergewichtige sollten für eine ausreichende Chromzufuhr sorgen (in diesen Fällen eher nicht über Kakao).

Notizen: ....

....

....

7. Eisen

Da der Arzt den Eisenwert im Blut relativ leicht messen kann, empfiehlt sich eine eigentherapeutische erhöhte Eisenaufnahme höchstens kurzzeitig und in niedrigen Mengen. Während und nach Schwangerschaften lohnt es sich besonders, den Eisenwert in kurzen Abständen zu kontrollieren.

Finden sich auf Ihrer Beschwerdeliste jedoch solche, die hier mit Eisen in Verbindung gebracht werden, lassen Sie sich von Ihrem Arzt oder Apotheker beraten. Problemlos Ihre Eisenzufuhr erhöhen können Sie übrigens, indem Sie zum Frühstück und Mittagessen jeweils ein Vitamin-C-haltiges Getränk oder etwas Obst zu sich nehmen. Das erhöht die Aufnahmefähigkeit Ihres Darms für Eisen (und Zink).

Notizen: ....

....

....

8. Fluorid

Wie bei Eisen sollten Sie auch Fluorid nicht eigenmächtig in größeren Mengen zuführen. Gelüste auf fluoridhaltige Lebensmittel (z. B. Cashewnüsse, Meeresfrüchte, Walnüsse) oder fluoridhaltige Mineralwässer könnten jedoch auf einen erhöhten Bedarf hinweisen, dem Sie nachgehen sollten. Beachten Sie dabei die maximalen Ergänzungsmengen (in der Packungsbeilage), falls Sie auf ein Fluoridpräparat aus der Apotheke zurückgreifen.

Notizen: ....

....

9. Folsäure

Dass Folsäure, eines der acht B-Vitamine, alleine durch Lebensmittel kaum in ausreichenden Mengen zu bekommen ist, dürfte inzwischen vielen Lesern (und vor allem den Leserinnen) bekannt sein. Immer mehr Fertigprodukten wird es daher zugefügt, was zu einer stetig besseren Versorgung beiträgt. Außerdem können z. B. individuelle Ernährungsgewohnheiten oder hoher Alkoholkonsum eine gezielte Ergänzung nötig machen. Als gute Folsäurequelle gelten frische Rinderleber und Weizenkeime; auch gibt es eine breite Auswahl an Nahrungsergänzungsprodukten in Drogerie und Apotheke. Allerdings empfiehlt sich, hier ein Präparat zu verwenden, in dem alle acht B-Vitamine gemeinsam enthalten sind (auch aus Kostengründen).

Notizen: ....

....

....

....

....

....

....

....

....

....

....

....

10. Fragen, die weiterhelfen

Wenn gesundheitliche, zwischenmenschliche oder psychische Probleme längere Zeit bestehen bleiben, könnte es auch daran liegen, dass man sich nicht die richtigen Fragen stellt, z. B.: „Warum habe ich dieses Problem?“ Dann ist es womöglich nützlicher, sich aus der folgenden kleinen Fragensammlung diejenige herauszusuchen, deren Beantwortung neue Perspektiven eröffnet. Der für kreative Fragen bekannte Autor und Psychotherapeut Steve de Shazer sagte hierzu: „Nur wenn die Antwort nützlich ist, können wir sagen, dass auch die Frage nützlich war.“

Nachfolgend finden Sie ein paar Beispiele aus meinem „Werkzeugkasten“, die sich als besonders effektiv herausgestellt haben:

a) In welcher Situation konnten Sie zum letzten Mal sagen: „Es war gut“? Was war anders, als es „gut“ war? Wie haben Sie das gemacht bzw. zugelassen?
b) Gab es schon einmal eine Situation in Ihrem Leben, die Ihnen ähnlich zugesetzt hat? Wer oder was hat Ihnen damals am meisten geholfen, das Sie heute wiederholen könnten?
c) Bei Rückfällen: Was haben Sie vergessen oder nicht getan, um (erneut) in diese Lage zu geraten?
d) Haben Sie schon einmal versucht, weniger zu tun, um das Thema zu klären, oder es sogar zu ignorieren? (Diese Frage ist nicht geeignet für Leser, die diese Methode bereits übertrieben nutzen!)
e) Woran würden Sie merken, dass Sie Ihr Ziel erreicht haben oder Ihr Problem gelöst ist? Was wären die ersten Anzeichen für eine Veränderung in Richtung einer Lösung?

f) Angenommen, Ihr Problem würde sich über Nacht lösen, ohne dass Sie es sofort bemerken – was würde Ihnen im Laufe der nächsten Tage auffallen? Was würden andere in Ihrer Umgebung bemerken? Was wäre auf einem Film vom „Lösungstag“ zu sehen, was am „Problemtag“ nicht auftritt?
g) Was müssten Sie ab heute tun, um Ihre Lage in der beklagten Sache weiter zu verschlechtern bzw. den derzeitigen Zustand aufrechtzuerhalten?
h) Angenommen, es ginge Ihnen ohne Ihr Zutun wieder optimal, wie könnten Sie den derzeitigen Zustand absichtlich erneut herbeiführen?
i) Angenommen, das aktuelle Problem wäre gelöst, welches würden Sie dann als Nächstes angehen? Haben Sie die Möglichkeit, das zweite Problem zuerst zu lösen?
j) Bei Klagen, in denen etwas „weggewünscht“ wird, z. B.: „Ich möchte nicht mehr ...“. Was hätten Sie gerne stattdessen?

Selbstverständlich können Sie auch eigene Fragen erfinden – Hauptsache, sie helfen Ihnen bei der Lösung Ihres Problems!

Notizen: ....

....

....

....

....

....

....

....

11. Gedanken ändern

Können Gedanken heilen? Können sie krank machen? Es sind wohl weniger die Gedanken selbst, die uns krank machen, sondern eher unsere unbewusst agierenden und reagierenden Systeme.

Ein Beispiel hierzu, das von Paul Watzlawick erzählt wurde (unter der Einschränkung, dass er nicht sicher sagen konnte, ob es so geschehen ist): Ein schwer kranker Patient wird von den Klinikärzten auf die Untersuchung durch einen berühmten Professor vertröstet, der demnächst das Krankenhaus besuchen soll. Die Ärzte vor Ort können keine Diagnose stellen und somit auch keine Behandlung einleiten. Endlich ist der Moment der Untersuchung gekommen, der Professor begutachtet Patient und Akten und kommentiert zu den Kollegen: „moribundus“ (zu Deutsch: „im Sterben liegend; dem Tode nahe; jemand, der sterben muss“). Da der Kranke jedoch kein Latein gelernt hat und ihm die Wahrheit vorenthalten wird, versteht er diese Aussage als die lange gesuchte Diagnose und interpretiert (gedanklich!) alles nun Folgende als die Therapie seines „Moribundus“. Als er schließlich gesundet und entlassen wird, schreibt er dem Professor einen Brief und bedankt sich für die offensichtlich nützliche Untersuchung ...

Es gibt auch glaubhafte Untersuchungen darüber, dass die rein gedankliche Vorstellung, in der Blutbahn würden Delfine patrouillieren und Herpesviren auffressen, das Auftreten von Herpes deutlich messbar gegenüber einer Kontrollgruppe gesenkt hat. Wenn Sie also irgendeinen Grund finden (auch einen, über den Ihre Bekannten oder streng naturwissenschaftlich argumentierende Zeitgenossen eher lächeln), an eine Besserung Ihrer Beschwerden zu glauben, spricht nichts dagegen, dies zusätzlich zu allen anderen ärztlichen oder eigentherapeutischen Vorgehensweisen zu versuchen. Ein Mut machender, glaubensstärkender, ablenkender oder beruhigender Gedanke könnte durchaus das entscheidende Mosaiksteinchen im Paket letztlich hilfreicher Maßnahmen sein.

Eventuell hilft Ihnen dabei zusätzlich eine auch suggestiv wirkende Methode wie Homöopathie, Edelstein-, Aroma- oder Bachblüten-Therapie, NLP, Hypnose- oder Entspannungsübungen (Autogenes Training), Yoga, eine Wallfahrt, religiöse Rituale, eine Fastenkur oder die Erfüllung eines lange gehegten Wunsches. Sie sollten sich nur durch solche Ergänzungen nicht von anderen Heilmethoden (z.B. von den schulmedizinisch erprobten) abhalten lassen.

Notizen: ....

12. Gleiches mit Gleichem – positiv

Beim Auftreten von Beschwerden reagieren wir in der Regel automatisch mit dem Wunsch, sie möglichst schnell wieder loszuwerden. Dass durch solch eine rasche Reaktion dem eigenen Körper (für den z. B. eine Krankheit die natürliche Reaktion auf einen Mangel, eine Infektion usw. bedeutet) häufig der Krieg erklärt wird, trägt nicht in jedem Fall zu einer anhaltenden Gesundung bei.

Das Prinzip des „Gleiches mit Gleichem – positiv" basiert auf Kooperation. Der Körper (oder der andere Mensch, unter dem ich leide) wird als gleichberechtigter Kooperationspartner aufgefasst, von dessen Reaktionen ich lernen kann – zum Beispiel für die Zukunft, damit diese Beschwerde nicht häufiger auftritt oder Schlimmeres verhindert wird.

Anstatt also gegen die Beschwerde zu arbeiten, wird ihr ein zeitweiliges Bleiberecht eingeräumt und gleichzeitig in einer eher spielerischen oder forschenden Haltung nach Möglichkeiten gesucht, sie wieder überflüssig zu machen. So können etwa Schlafstörungen als unangenehm in Erscheinung treten, uns jedoch vor Überlastung schützen, indem sie uns daran hindern, weiterhin über die eigenen Kräfte zu leben.

Notizen: ....

....

....

....

....

....

....

13. Haltungsänderung

Die Änderung der inneren Einstellung einer Beschwerde gegenüber, etwa von „Angriffshaltung" zu „Kooperationshaltung", kann fast augenblicklich zu einer veränderten Wahrnehmung der Lage führen. Wo eben noch das Leiden im Vordergrund stand, tritt nun z. B. eine reizvolle Herausforderung an seine Stelle, nach dem Motto: „Es kann Spaß machen, eine Lösung zu suchen, wenn man die richtigen Lösungswerkzeuge kennt."

Interessanterweise wird nach einer Problemlösung oder Besserung von Beschwerden häufig von nützlichen Erkenntnissen gesprochen (oder einem „Schuss vor den Bug", der einen wach gerüttelt hat). Was also spricht dagegen, solch eine andere, nützlichere Haltung bereits einzunehmen, während das Problem noch vorhanden ist? Sie können übrigens eine Haltung auch nur „probeweise" verändern und sofort kontrollieren, ob es einen Unterschied bewirkt.

Notizen: ....

....

....

....

....

....

....

....

....

....

14. Hypothetische Lösungen

Nicht bei jeder Beschwerde verhilft die Suche nach einer Ausnahme (vgl. Nr. 1, S. 35) zu einem Fortschritt – entweder, weil keine solche Ausnahme existiert oder weil nicht klar wird, was in Ausnahmezeiten anders abläuft und die Beschwerde reduziert. Dann kann die Vorstellung einer hypothetischen (für möglich gehaltenen) Lösung weiterhelfen.

Stellen Sie sich vor, dass in einer der nächsten Nächte Ihr Problem wie von Zauberhand verschwindet, Sie davon aber nichts mitbekommen. Woran werden Sie am nächsten Morgen oder folgenden Tag merken, dass Sie beschwerdefrei sind oder die Beschwerde anfängt, sich zu bessern? Sie können die Besserung auch gedanklich in zehn Schritten ablaufen lassen und sich für jede Besserungsstufe Notizen machen, z. B. was dann schon anders wäre.

Die Chancen stehen gut, dass sich Ihre Vorstellungen so rascher verwirklichen, als wenn Sie nur über das vorhandene Problem bzw. die Beschwerde nachdenken. Denn meist werden genau die Dinge verstärkt, denen wir reichlich Aufmerksamkeit schenken, also sollten wir unser Augenmerk lieber auf die Lösungsfantasien richten. Manchen Menschen gelingt es auch, einen inneren „Lösungsfilm" zu drehen und sich diesen im Kopf so deutlich auszumalen, dass sie nach und nach merken, wie sie ihn selbst praktisch umsetzen können.

Notizen: ....

....

....

....

....

15. Ignorieren

Eine der lösungsorientierten Regeln (S. 34) lautet: „Wenn etwas nicht funktioniert, hören Sie damit auf. Versuchen Sie etwas anderes.“ In manchen Fällen kann dieses „andere“ das Beenden von Besserungsversuchen sein, das Einlegen einer Pause in der Beschäftigung mit der Beschwerde und die Konzentration auf andere Aktivitäten. Sinnvoll wäre z. B. sich eine bestimmte Zeit einzuplanen, in der man die Sache auf sich beruhen lässt und danach neu entscheidet, ob sich alternative Möglichkeiten aufgetan haben. Vor allem sollte hier die andere Regel beachtet werden: „Wenn etwas funktioniert, machen Sie mehr davon!“ Stellt sich also das Ignorieren als gute Alternative heraus, bleiben Sie noch eine Weile dabei und machen Sie weiter etwas Sinnvolleres.

Notizen: ....

....

....

....

....

....

....

....

....

....

....

....

....

16. Jod

Jod als Universalschlüssel kommt vor allem dann in Betracht, wenn Sie sich (meist unabsichtlich) längere Zeit jodarm ernährt haben – dieses Risiko ist umso höher, je seltener Sie (für Deutschland) Jodsalz verwenden, Seefisch, Eier oder Milchprodukte zu sich nehmen.

Der genauen Status Ihrer aktuellen Jodversorgung kann durch eine einfache Urinanalyse beim Arzt ermittelt werden. Falls Sie zu dieser Gruppe Menschen gehören, ist es sinnvoll, vor einer Nahrungsergänzung mit Jod mit Ihrem Arzt zu sprechen – durch eine hohe Jodzufuhr nach langer Unterversorgung könnte nämlich mehr Schaden als Nutzen entstehen. Der Arzt kann Ihnen dann auch die für Sie passenden Mengen sagen und Gefahren weitgehend ausschließen. Falls Sie Bedenken gegenüber Jodpräparaten haben, können Sie schon mit zwei Seefisch-Mahlzeiten pro Woche Ihre Jodzufuhr deutlich erhöhen; Algenpräparate mit hohen Jodmengen je Einheit sollten besser nicht ohne vorherige Konsultation des Arztes verwendet werden. Falls Sie sich in letzter Zeit jedoch „normal" ernährt haben und nicht zur oben genannten Risikogruppe gehören, ist eine leichte Erhöhung der Jodzufuhr (50–100 Mikrogramm pro Tag) unbedenklich und könnte jenen kleinen Unterschied bewirken, den Sie sich erhoffen.

Notizen: ....

....

....

....

....

17. Kalium

Während die Jäger und Sammler der Steinzeit noch bis zu 10000 mg Kalium pro Tag zu sich nahmen, sind es heute eher 2000–5000 mg (im Idealfall). Diese Differenz auszugleichen ist wohl nicht nötig, aber bei bestimmten Beschwerden kann eine gezielt kaliumreiche Ernährung deutliche Verbesserungen bringen. Sehr gute und schmackhafte Kaliumlieferanten sind etwa Trockenfrüchte, Tomaten oder die so beliebte Schokolade – je höher der Kakaoanteil, desto besser. Vor allem Ihr Herz und auch alle anderen Muskeln werden sich über eine ausreichende Kaliumversorgung freuen.

Notizen: ....

....

....

....

18. Kupfer

Ähnlich wie bei Phosphor besteht bei der Mehrzahl unserer Zeitgenossen wohl eher eine Überversorgung als ein Mangel an Kupfer. Der Grund hierfür könnte auch die teilweise viel zu geringe Versorgung mit Zink sein, was zu einer verstärkten Kupfereinlagerung führt. Fehlt jedoch Kupfer, kann es sinnvoll und beschwerdebessernd sein, es in kleinen Mengen gezielt aufzunehmen, z.B. durch Cashew- oder Kokosnüsse.

Notizen: ....

....

....

19. Lithium

Lange wurde Lithium nur für ein Mineral gehalten, das in Batterien und (in sehr hohen Dosierungen) bei psychischer Unausgewogenheit oder Stimmungsschwankungen nützliche Dienste leistet. Inzwischen wird jedoch immer deutlicher, dass ohne ausreichende Lithiumversorgung auch das Immunsystem leidet oder unser Aggressionspotenzial unnötig hoch ansteigt. Gerade in Deutschland und England sind die Böden eher lithiumarm, was sich in der täglichen Aufnahme durch die Nahrung niederschlägt. Wenn Sie Ihr „Lithiumkonto" etwas aufbessern möchten, gelingt dies sicher und verträglich über lithiumhaltige Heilwässer (bitte die Inhaltslisten beachten – Produktnamen finden Sie auch auf der Empfehlungsseite des Autors unter *www.wernerwinkler.de/produkttipps.htm*). Zur Not können Sie auch den Lithiumwert im Blut bestimmen und sich bei einem niedrigen Wert (was wahrscheinlich ist) auf Rezept ein schwach dosiertes Lithiumpräparat vom Apotheker herstellen lassen (ca. 3–5 mg pro Woche wären aus meiner Sicht eine sinnvolle Menge zur Nahrungsergänzung; dies ist aber auch durch lithiumreiche Heilwässer leicht zu erreichen).

Notizen: ....

....

....

....

....

....

....

20. Magnesium

Neben Calcium, Eisen und Zink gehört Magnesium zu den bekanntesten Mineralstoffen – jeder erfahrene Sportler weiß auch, dass Magnesium aus Bananen gut verfügbar ist und z.B. die gefürchteten Wadenkrämpfe recht gut verhindert. Selbst in der Klinik macht man sich die segensreiche Wirkung des Magnesiums zunehmend zunutze, z.B. bei Herzinfarktpatienten. Idealerweise hätte jedoch dieser Kranke schon vorsorglich ausreichend Magnesium aufgenommen und so vielleicht keinen Herzinfarkt erleiden müssen. Für eine gleichmäßig gute Versorgung sollten Sie nach Möglichkeit Vollkornprodukte den Lebensmitteln aus Weißmehl vorziehen, sich mit Mandeln, Sesam-, Sonnenblumen- und Kürbiskernen eindecken und sich für den akuten Bedarf (z.B. vor und nach dem Sport oder in der Schwangerschaft) ein magnesiumreiches Mineralwasser oder Magnesiumtabletten gönnen.

Notizen: ....

21. Mangan

Bevor Sie anfangen, nach Manganknollen auf dem Meeresboden zu tauchen, um eine Mangankur durchzuführen: Dieses Mineral ist in Lebensmitteln wie Haselnüssen oder Weizenkeimen leichter zu finden (oder in einem fertigen Manganpräparat aus der Apotheke, Produkthinweise unter *www.wernerwinkler.de/produkttipps.htm*). Bei Bandscheibenbeschwerden gibt es Berichte, dass sich eine Wirkung schon innerhalb weniger Tage bis Wochen zeigt (wenn der notwendige Knorpelaufbau wegen fehlenden Mangans nicht normal ablaufen konnte).

Notizen: ....

22. Mit jemandem sprechen / Probleme aufschreiben

Vor allem wenn Sie dazu neigen, viel über Probleme nachzudenken, kann es einen großen Unterschied machen, diese Gedanken aufzuschreiben (z. B. in Form eines Tagebuchs, eines Briefes, einer E-Mail) oder mit jemandem darüber zu sprechen. Infrage kommen nicht nur Partner, Eltern, Geschwister, Bekannte und Freunde, sondern auch professionell für Gespräche ausgebildete Personen (Ärzte, Psychologen, psychologische Berater, Telefonseelsorger, Pfarrer).

Die (kostenlosen) Rufnummern der Telefonseelsorge lauten: 0800 111 0 111 (evang.) oder 0800 111 0 222 (kath.). Die Nummer des Anrufenden wird übrigens dort nicht angezeigt.

Die angegebenen Nummern gelten für Deutschland; für Kinder und Jugendliche gibt es wochentags zwischen 15 und 19 Uhr noch ein bundesweites Kinder- und Jugendtelefon: 0800 111 0 333. Telefonseelsorge Österreich: 142, Schweiz: 143; Rufnummern von Psychologischen Beratern, Seelsorgern oder Psychotherapeuten finden Sie im Telefonbuch bzw. in den Branchenbüchern („Gelbe Seiten“).

Notizen: ....

....

....

....

....

....

....

....

23. Natrium

Obwohl wir Salz (neben Oliven unser wichtigster Natriumlieferant) nur in kleinen Mengen benötigen, kann ein Natriummangel schwer wiegende Folgen haben. Berichte von Urlaubern zeigen z. B., dass ungewohnte Hitze und dadurch verstärktes Schwitzen sowie eine übermäßige Flüssigkeitsaufnahme (die Salz ausschwemmt), starke gesundheitliche Beeinträchtigungen hervorrufen können, die durch Lutschen von etwas Salz rasch abklingen. An diesen Universalschlüssel sollten Sie vor allem im Sommer oder bei starker sportlicher Betätigung denken. Eine kurzzeitige Erhöhung der Salzaufnahme birgt dabei keine Gefahren, nur die längerfristig unvernünftig hohe Verwendung von Salz sollte vermieden werden.

Notizen: ....

24. Niacin

Seinen Bedarf an Niacin kann unser Körper teilweise selbst herstellen (aus der Aminosäure Tryptophan), weshalb Niacin im engeren Sinne gar nicht als Vitamin bezeichnet werden dürfte. Umso deutlicher sind die Folgen, wenn sowohl die Zufuhr durch Lebensmittel als auch die Eigenproduktion nicht mehr ausreicht: Eine Reihe deutlicher Beschwerden machen uns klar, dass mit diesem Vitaminmangel nicht zu spaßen ist. Abhilfe schaffen kann dann eine Niacin-Kur mit reichlich Erdnüssen, Rinderleber und Sardellen. Wer jedoch wegen der häufig hohen Schadstoffwerte in Innereien oder Fischen diese Lebensmittel nicht verzehren möchte, wird wohl auf ein Präparat (z. B. ein B-Kombinationspräparat mit Niacin) nicht verzichten können.

Notizen: ....

25. Pantothensäure

Auf einen zusätzlichen Bedarf an Pantothensäure, auch Vitamin B5 genannt, weisen nicht nur die Beschwerden hin, aufgrund derer Ihnen dieser Universalschlüssel empfohlen wird – wenn Sie gleichzeitig noch Gelüste auf Erdnüsse, Steinpilze oder Leber verspüren, zeigt das in die gleiche Richtung.

Hervorgerufen werden kann ein Mangel an Pantothensäure z. B. durch Diäten, Fastenkuren oder hohen Kaffeekonsum, ausgeglichen werden kann er durch die genannten Lebensmittel oder ein spezielles Präparat aus der Apotheke.

Notizen: ....

....

....

....

26. Phosphor

Normalerweise nehmen wir mit der Nahrung genügend Phosphor zu uns; in Ausnahmesituationen, durch Vitamin-D-Mangel, Überfunktion der Schilddrüse, Nierenfunktionsstörungen oder Alkoholmissbrauch kann es jedoch zu einem erhöhten Bedarf kommen. Dieser lässt sich relativ leicht durch Sesam, Käse oder zur Not auch durch ein Glas Cola ausgleichen.

Notizen: ....

....

....

....

27. Schlaf

Nicht ohne Grund wird manchmal Schlafentzug als Foltermethode eingesetzt, um Gefangene psychisch zu zermürben. Ohne ausreichend Schlaf versagen mit der Zeit zahlreiche Organe (auch das Gehirn) ihren reibungslosen Dienst und zwingen uns zu immer größerer Anstrengung, um das Tagespensum zu schaffen. Tipps für die Verbesserung Ihres Schlafes finden Sie vor allem in Ihren eigenen Ausnahmezeiten (in denen Sie gut schlafen; siehe Nr. 1); auch unter den Stichworten „Universalkur“ (Nr. 35), Zink (Nr. 50) und „Skalentagebuch“ (Nr. 31) geht es um das Thema Schlaf. Vier bis sechs Stunden Schlaf sollten Sie über längere Zeit nicht unterschreiten, vor allem, wenn Sie tagsüber keine Gelegenheit haben, etwas zur Ruhe zu kommen.

Selbst ein kleines Nickerchen von 15–20 Minuten (z.B. auf einem Autobahnparkplatz oder in der Mittagspause) kann einem Schlafdefizit vorbeugen. Fahnden Sie auch nach „Schlafräubern“, die Ihnen die Zeit zum Schlafen regelmäßig verkürzen (hierzu gehört für viele das Fernsehen – s. auch Nr. 51, S. 88).

Notizen: ....

....

....

....

....

....

....

....

28. Schwefel

Viele Naturheilkundige schwören auf die Wirkung von Knoblauch und Zwiebeln. Beide enthalten (neben anderen nützlichen Stoffen wie Selen) auch größere Mengen schwefelhaltiger Senföle. Sie sind für einen Großteil der fast wundersamen Besserungen zuständig, von denen manchmal berichtet wird, und kommen auch in Lebensmitteln wie Kresse, Lauch oder Rettich vor. Zu viel Schwefel, z. B. durch reichlichen Genuss von geschwefelten Trockenfrüchten, löst jedoch bei empfindlichen Menschen die unterschiedlichsten Beschwerden aus. An diesem Beispiel wird deutlich, was Paracelsus schon im Mittelalter formulierte (vgl. Seite 90): „Allein die Dosis macht, dass ein Ding kein Gift ist."

Notizen: ....

....

....

....

....

....

....

....

....

....

....

....

....

29. Selen

Der Selengehalt von Lebensmitteln steht in direktem Zusammenhang mit der im Boden vorhandenen Menge. Deutschland gehört z. B. zu den selenarmen Gegenden, die Herkunftsländer der Kokosnuss hingegen zu den selenreichen. Mit ein bis zwei Esslöffeln Kokosflocken pro Tag ins Müsli gerührt oder mit einem Kokosriegel können Sie Ihre Selenversorgung also ganz einfach und wirkungsvoll anheben. Für therapeutische Zwecke kann ein Selenpräparat sinnvoll sein – lassen Sie sich hier vom Apotheker individuell beraten.

Notizen: ....

....

....

....

....

30. Silizium

Unter der Bezeichnung „Kieselerde“ finden Sie im Handel eine Reihe von Produkten (Pulver, Kapseln), die rasch zur Verbesserung der Siliziumversorgung führen. Silizium ist vor allem in pflanzlichen Nahrungsmitteln enthalten, weshalb Menschen, die sich bevorzugt von Fleisch und Wurst ernähren zu einem Mangel neigen.

Notizen: ....

....

....

....

31. Skalentagebuch

Mithilfe eines Skalentagebuchs können Unterschiede in der Beschwerdestärke beobachtet und die dazu führenden praktischen Veränderungen festgehalten werden. Ein Beispiel finden Sie nachfolgend (10 auf der Skala bedeutet optimal, 1 auf der Skala bedeutet ganz schlecht):

Thema des Tagebuchs: Schlafqualität

10												
9								X	X			
8							X					
7					X	X						
6		X		X								
5			X									
4	X											
3												
2												
1												
Tag	**Mo.**	**Di.**	**Mi.**	**Do.**	**Fr.**	**Sa.**	**So.**	**Mo.**	**Di.**	**Mi.**	**Do.**	**Fr.**

Jeden Tag sollte außerdem notiert werden, was man versucht hat, um Einfluss zu nehmen bzw. was das Problem (auch ohne Absicht) beeinflusst hat. So könnte etwa die Schlafqualität durch Tätigkeiten am Abend, durch die Raumtemperatur, die Zeit des Schlafengehens, die Schlafrichtung oder andere Faktoren beeinflusst werden. Ziel wäre, möglichst viel Verbesserndes herauszufinden und gleichzeitig Verschlechterndes auszuschließen oder zu reduzieren.

Notizen: ....

....

....

32. Sprache ändern

Sie meinen, es macht keinen Unterschied, wie Sie über eine Beschwerde reden oder denken? Vergleichen Sie doch einmal die Wirkung auf sich und Dritte, wenn Sie statt „Ich habe heute leichte Kopfschmerzen" sagen „Meine Psyche spielt verrückt". Oder wenn Sie statt der alltäglichen Aussage „Mir geht etwas ständig im Kopf herum" die Formulierung „Mich quälen Stimmen in meinem Kopf" verwenden. Auch das Einfügen des Wörtchens „noch" vermag einen Satz und seine Bedeutung enorm zu beeinflussen: „Ich kann nicht mit meinem neuen Chef umgehen" verändert sich, wenn ich sage: „Ich kann noch nicht mit meinem neuen Chef umgehen."

Als kleine Übung beim Einsatz dieses sehr wirkungsvollen Universalschlüssels empfehle ich Ihnen, für jede Beschwerde möglichst drei bis fünf alternative Benennungen zu suchen und zu testen, mit welcher Sie sich am wohlsten fühlen. Es könnte auch sein, dass sich nach der Besserung von Beschwerden durch eine der hier vorgestellten Methoden deren Benennung im Nachhinein automatisch ändert (z. B. Zinkmangel statt Denkstörungen).

Notizen: ....

....

....

....

....

....

....

....

33. Trinkgewohnheiten ändern

Mit Trinkgewohnheiten ist hier nicht der Alkoholkonsum gemeint, den Sie hoffentlich bei ernsteren Beschwerden von selbst reduzieren oder einstellen. Vielmehr geht es um die ausreichende Zufuhr von Flüssigkeit, sei es in Form von Wasser, Mineralwässern, Obst und Gemüse, Tees oder Säften. Ohne Flüssigkeit arbeiten viele Organe unter ihren Möglichkeiten, das Blut „verdickt", Nährstoffe werden kaum noch im Körper verteilt und Giftstoffe nicht mehr ausgeleitet.

Welche Menge nun in Ihrem speziellen Fall einen Unterschied der Beschwerdenstärke macht, finden Sie wieder am besten durch Ausprobieren heraus. Es gibt glaubhafte Berichte, dass schon das zusätzliche Trinken von einem Liter Mineralwasser täglich verschiedenste Beschwerden (z. B. Kopfschmerz) deutlich verbessert hat.

Auch welches Wasser für Sie das passendste ist, finden Sie durch einfaches Versuchen heraus: Im Allgemeinen scheinen Wässer mit wenig oder keiner Kohlensäure und ausgewogener Mineralisierung am verträglichsten zu sein. Ob Sie Ihr Leitungswasser ohne Abkochen trinken können, erfahren Sie beim örtlichen Wasserwerk oder – bei alten Wasserrohren im Haus – durch eine Wasseruntersuchung bei einem spezialisierten Institut.

Notizen: ....

....

....

....

....

34. Typgerechte Lösungen

Neben den Universalschlüsseln und Lösungswegen, die für jeden von uns gleichermaßen gelingen, und denjenigen, die nur für uns als Individuen nützlich sind, gibt es noch solche, die für genau unterscheidbare Gruppen (Typen) von Menschen gelten. Um diese „Gruppenlösungen" geht es hier.

Die Psychographie, eine seit 1990 verbreitete, lösungsorientierte Typeneinteilung, bietet drei unterschiedliche Lösungspakete an, für jeden Typen eines. Da es im Rahmen dieses Buches nicht möglich ist, näher auf die Hintergründe der Methode einzugehen, lesen Sie sich einfach die folgenden Tipps durch und achten Sie darauf, welche davon Ihnen bekannt und passend vorkommen (zur Lösung von Schwierigkeiten). Von diesen Tipps sollten Sie dann versuchen, möglichst viele umzusetzen, auch wenn es Ihnen zunächst schwerfällt.

Wenn Sie sich mit dem Thema Psychographie näher auseinandersetzen möchten, finden Sie in der Literaturliste u. a. mein Buch *Warum Kinder so verschieden sind* oder unter *www.psychographie.de* zahlreiche Informationen und einen kostenlosen Übungskurs.

Typische Lösungsansätze für „Beziehungstypen":

(auch „Ja-Typen" genannt; als Metapher für diesen Typ gelten Schimpansen oder Delfine):

- Sich ausreichend Zeit lassen bei Entscheidungen
- Nicht sofort „Ja" sagen, sondern öfter „Vielleicht"
- Sich auf ein Problem und seine Lösung konzentrieren bzw. schrittweise herangehen
- Wenn möglich, Probleme weniger stark dramatisieren, sachlich sein, auf die Wortwahl achten
- Ausreichend Informationen sammeln und auswerten

- Die Faktoren „Zeit“ und „Geld“ berücksichtigen
- Andere um Hilfe bitten, auch wenn es schwerfällt
- Sich weiterbilden, dazulernen und die eigene Unkenntnis oder Hilfsbedürftigkeit zugeben (auch sich selbst gegenüber)
- Die eigene Leidensfähigkeit trainieren, sich nicht sofort um die Lösung eines Problems kümmern
- Sich aus Dingen heraushalten, die einen nichts angehen
- Nicht ständig vergleichen (relativieren) oder überall auf die Zusammenhänge achten; länger konzentriert an einem Thema bleiben

Typische Lösungsansätze für „Sachtypen“:

(auch „Vielleicht-Typen“ genannt; als Metapher für diesen Typ gelten Orang-Utans oder Blauwale):

- Verantwortung übernehmen und Fehler riskieren
- Geld, Zeit und Energie einsetzen, auch wenn man noch nicht 100-prozentig vom Erfolg überzeugt ist
- Mutig sein, sich möglicher Kritik aussetzen
- Angreifen und die Verteidigungshaltung verlassen
- Die Opferhaltung aufgeben und aktiv tätig werden
- Diplomatisch vorgehen und auf Harmonie achten
- Deutlich „Nein“ sagen, wenn man etwas nicht möchte; ebenso „Ich will nicht ...“; Dinge beenden/wegwerfen
- Lösungsversuche und Entscheidungen nicht weiter hinauszögern, wenn notwendig frühzeitig auf Recht, Gerechtigkeit und Ordnung pochen (nicht „aussitzen“ und inaktiv bleiben

Typische Lösungsansätze für „Handlungstypen“:

(auch „Nein-Typen“ genannt; als Metapher für diesen Typ gelten Gorillas oder Haifische):

- Das eigene Beziehungsgeflecht anzapfen, sich anderen anvertrauen; Spaß und Leichtigkeit zulassen

- Schwäche eingestehen, Hilfsbedürftigkeit signalisieren
- Eine möglichst positive Einstellung bewahren/zeigen
- Sich der eigenen Fähigkeiten bewusst werden
- Zusammenhänge und Relationen wahrnehmen
- Auf die Beziehungsebene achten, diese nicht übergehen
- Weniger arbeiten, sich mehr um die Beziehung zu anderen und den Kontakt zu sich selbst kümmern
- Ruhe und Erholung einplanen, die Arbeit eingrenzen
- Ausreichend Ruhe/Schlaf; wenig Stress und Alkohol
- Die kindlichen, spielerischen oder künstlerischen Seiten des Lebens mehr beachten
- Rechtzeitig zum Arzt, Berater oder Therapeuten gehen; nicht warten, bis es „nicht mehr geht“

Notizen: ....

....

....

....

....

....

....

....

....

....

....

35. Universalkur

Diese „Universalkur" beinhaltet eine Kombination aus mehreren der hier vorgestellten Universalschlüssel und beschreibt, wie diese möglichst einfach eingesetzt werden können.

Zur Vorgeschichte: Ende 1989 las ich in dem Buch *Allergien müssen nicht sein* von Dr. Max Bruker über den therapeutischen Verzicht auf tierische Eiweiße bzw. Milcheiweiß. Da es bei mir selbst – ich litt damals unter asthmatischen Erstickungsanfällen und massivem Heuschnupfen – innerhalb von zwei Wochen zu der vorhergesagten Besserung kam und ich seitdem weitestgehend beschwerdefrei geblieben bin, interessierten mich natürlich die Hintergründe dieser „Weglasstherapie". Nur scheint es nicht so einfach, dieses „Weglassen" in die tägliche Ernährung einzubeziehen. Und es liegt eine Gefahr im Verzicht auf tierische Eiweiße, die Dr. Bruker meines Erachtens unterschätzt hatte: Die Versorgung mit Mineralstoffen und Vitaminen, die parallel zu den tierischen Eiweißen aufgenommen werden (Calcium, Zink, Eisen, Jod, Vitamin B12) und durch den Verzicht ebenfalls fehlen.

Aus den Beobachtungen und Erkenntnissen der letzten Jahre habe ich daher eine Kur zusammengestellt, die auf einer „Positivliste" basiert – also Lebensmitteln, die zur probeweisen Durchführung einer solchen Kur ohne Bedenken gegessen werden dürfen. Außerdem steht vorneweg eine kurze Liste von Mineralstoff- und Vitaminpräparaten, deren Benutzung ich empfehle, um Heißhunger auf die vom Körper vermissten Nährstoffe vorzubeugen.

Die Kur selbst gestaltet sich so, dass über einen längeren Zeitraum (z. B. drei Monate) nur die aufgeführten Lebensmittel in jeder gewünschten Form verzehrt und gleichzeitig ausreichend Mineralstoffe und Vitamine ergänzt werden. So können Sie beobachten, ob sich an den Beschwerden etwas ändert (auch gemeinsam mit dem Arzt – vgl. Nr. 31).

Die Bandbreite der möglicherweise so zu bessernden Leiden ist sehr breit, wie Sie den zahlreichen Verweisen in der Beschwerdeliste entnehmen können.

Ein Vorschlag vorneweg: Um nicht in ständigem Zweifel zu sein, ob ein Lebensmittel im Haushalt auf der Liste steht oder nicht, empfiehlt es sich, zunächst alle verderblichen Lebensmittel zu verzehren und die restlichen an einem separaten Ort wegzupacken, bevor nach der folgenden Liste neu eingekauft wird.

Mineralstoffe und Vitamine während der Universalkur

(Produktnamen finden Sie auf der Empfehlungsliste des Autors unter *www.wernerwinkler.de/produkt tipps.htm*):

a) Morgens ein Zinkpräparat mit 10–25 mg Zink netto je nach Konstitution und Verträglichkeit, dazu ein Vitamin-B-Komplex-Präparat (mit allen acht B-Vitaminen). Das Zink sollte unbedingt eine Stunde vor der ersten Mahlzeit (evtl. auch während der Nacht) zusammen mit einem halben bis ganzen Glas Leitungswasser eingenommen werden.

b) Tagsüber dann eines der preiswert erhältlichen „A–Z-Mineralstoff- und Vitaminpräparate“, wobei darauf geachtet werden sollte, dass darin sowohl Selen als auch Jod enthalten sind (es sei denn, Sie essen regelmäßig Seefisch und benutzen Jodsalz). Zusätzlich eine bis zwei Calcium-Tabletten mit je 600 mg und in den sonnenarmen Monaten von Oktober bis März zusätzlich ein Vitamin-D-Präparat.

c) Abends empfiehlt sich, noch ein Magnesium-Präparat (z.B. ein Glas Magnesiumbrause oder eine Kautablette) einzunehmen, um die Mineralstoff-Versorgung abzurunden; falls schon längere Zeit auf Innereien verzichtet wurde, kann die Einnahme eines Vitamin-B12-Präparats sinnvoll sein (z.B. mit 10 Mikrogramm/Einheit). Abends sollten Sie kein Vitamin C zu sich nehmen – es könnte Sie wachhalten.

Durch diese Nahrungsergänzungen und eine ausreichende Flüssigkeitsaufnahme erhält der Körper eine Grundversorgung mit den Stoffen, die durch die spezielle Nahrungsauswahl während der Universalkur unter Umständen zu kurz kommen.

Einkaufs- und Auswahlliste für die Universalkur:

- Bohnen
- Essig
- Fertigbrühe (Pulver) ohne Zucker, Geschmacksverstärker (Glutamat) und tierische Bestandteile
- Gemüse, alle Sorten
- Getreide, alle Sorten
- Haferflocken und andere Getreideflocken
- Kartoffeln
- Kokosflocken
- Kürbiskerne
- Linsen
- Mandeln
- Mohn
- Müsli-Mischung (evtl. selbst mischen) ohne Schokolade oder Zucker
- Nudeln, alle Sorten ohne Ei
- Nüsse, alle Sorten
- Obst, alle Sorten
- Pilze, alle essbaren Sorten

- Pinienkerne
- Pistazienkerne
- Öle, alle pflanzlichen
- Reis (idealerweise ungeschälten Reis)
- Salz (idealerweise Jodsalz)
- Sesam
- Sonnenblumenkerne
- Trockenfrüchte (idealerweise ungeschwefelte Sorten)
- Vollkornmehl (alle Sorten)
- Wasser (teilweise Heilwasser mit Lithium verwenden)

Nach einer gewissen Zeit, wenn die Beschwerden abgeklungen sind, können Sie die folgenden Lebensmittel einzeln und im Abstand von vier bis fünf Tagen wieder verzehren und dabei beobachten, ob sie verträglich sind:
- Butter
- Sahne
- Fisch
- Soja-Eiweiß und Soja-Produkte

Folgende Regeln sollten probeweise zusätzlich befolgt werden, damit die Universalkur möglichst wirksam ist:

a) So oft, wie möglich, und so viel schlafen, wie man möchte – eventuell auch in Form eines Mittagsschlafs. Bei unruhigem Schlaf das Bett in Nord-Süd-Richtung stellen, Metalle im Umkreis von zwei Metern entfernen (außer Schrauben) und sämtliche Bettwäsche mit tierischen Bestandteilen (Federn, Daunen, Rosshaar, Schaffelle) gegen nichttierische Produkte (Baumwolle, Dinkelkissen, Kunstfasern) austauschen. Bei gemeinsamem Schlafzimmer mit Partner oder Kind evtl.

versuchsweise einige Nächte alleine schlafen, um ungestört zu sein (vgl. S. 88).

b) Regelmäßige, angenehme Bewegung, z. B. Schwimmen, Wandern, Radfahren, Gymnastik, Tanz – je nach persönlicher Vorliebe und körperlichem Zustand.

c) Stress auslösende Lebensumstände nach Möglichkeit reduzieren und lösbare Probleme gezielt angehen, um die psychische Stabilität zu optimieren; jedoch Problemlösungen vermeiden, die mehr Stress zur Folge haben als die bestehende Situation (z. B. die Kündigung eines Arbeitsplatzes ohne Aussicht auf eine neue Stelle).

Eigene Ergänzungen: ....

....

....

....

....

....

....

....

....

....

....

....

....

....

....

36. Unterschiede wahrnehmen

Manchmal meinen wir, Beschwerden jeglicher Art sind entweder „da“ oder „nicht da“ – dabei lassen sich bei genauerer Beobachtung häufig durchaus Zwischenstufen feststellen. Diese Unterschiede bergen vielleicht Beeinflussungsmöglichkeiten, die bisher weder erkannt noch genutzt wurden. Auch Methoden zur Verschlimmerung, was ja ebenfalls einen Unterschied ausmacht, kann für das Verständnis der Beschwerde und zu ihrer aktiven Beeinflussung von Nutzen sein.

Anders gesagt: Wenn ich weiß, wie ich mir eine Beschwerde absichtlich zufügen kann, bin ich schlauer als jemand, dem es immer nur „passiert“. Geeignet zur aufmerksamen Beobachtung kann z. B. ein Skalentagebuch (s. Nr. 31) sein – oder die Wahrnehmung von Ausnahmezeiten, die einen deutlichen Unterschied verursachen (s. Nr. 1). Sobald Sie in der Lage sind, die Stärke und das Auftreten einer Beschwerde aktiv zu beeinflussen, verliert diese einen Teil ihres Leidenspotenzials.

Notizen: ....

....

....

....

....

....

....

....

....

37. Urlaub

Die Vorteile des Urlaubs und seine heilsame Wirkung rühren nicht nur vom Ruhefaktor und der „Luftveränderung“ her. Viele Urlauber und Reisende berichten zusätzlich, dass sie in dieser Zeit auch Dinge essen, für die sie sich sonst keine Zeit nehmen oder die sie sich nicht leisten (z.B. Austern). So scheint der Urlaub neben allem anderen Guten auch für eine Mineralstoff- und Vitamin-Extraportion zu sorgen, die durch spontan entstehende Gelüste oder landestypische Angebote ausgelöst wird.

Dabei kann schon ein Kurzurlaub oder ein Besuch bei Freunden für ein Wochenende die erhoffte Veränderung und Besserung begünstigen, gerade, wenn die letzte Auszeit bereits länger zurückliegt.

Notizen: ....

....

....

38. Verzicht auf Milcheiweiß

Anstelle einer Fastenkur oder der kompletten Universalkur (s. Nr. 35) können Sie auch nur auf Milcheiweiß verzichten, das heißt, Sie nehmen keine Milch und milchhaltigen Produkte zu sich. Vergessen Sie bitte nicht, dass auch in Keksen, Schokolade, Soßen oder Backwaren Milch und Milchpulver und somit Milcheiweiß enthalten sind. Es geht hier nicht um die Menge an Milcheiweiß, sondern um das prinzipielle Vorhandensein.

Notizen: ....

....

39. Verzicht auf tierische Eiweiße

Als nächste Stufe, falls der alleinige Verzicht auf Milcheiweiß keine Besserung bringt, können Sie probeweise eine Zeit lang auf alle tierischen Eiweiße verzichten, also neben der Milch und den milchhaltigen Produkten auch auf Fleisch, Eier, Fisch etc.

Notizen: ....

....

....

....

....

....

40. Vitamin A

Dass Vitamin A gut für die Augen ist, kann man sich aufgrund seines Namens leicht merken. Darüber hinaus hängt es jedoch mit einer Vielzahl von Körperfunktionen zusammen und Beschwerden, die in diese Richtung deuten, sollten der Anlass sein, die Aufnahmemenge aus Lebensmitteln zu erhöhen. Es muss ja nicht gleich Leber oder Lebertran sein, auch Brokkoli, Spinat oder Eigelb liefern dieses wertvolle Vitamin.

Notizen: ....

....

....

....

....

41. Vitamin B1

Hätten Sie gewusst, dass das Vitamin B1 das erste Vitamin war, das man entdeckt hat, und zwar erst 1911? Was damals eine kleine Sensation darstellte, ist heute nichts Ungewöhnliches mehr, denn inzwischen weiß jedes Kind, das seine Cornflakes-Packung aufmerksam studiert, dass Vitamin B1, wie die anderen hier vorgestellten Vitamine, lebensnotwendig ist. Und die Folgen eines Mangels können ernsthafte Krankheiten bis hin zum Tod sein. Kein Wunder also, dass es als Universalschlüssel für vielerlei Beschwerden wie Kopfschmerzen, Angstzustände oder Muskellähmungen dient. Beste natürliche Lieferanten sind Sonnenblumenkerne, Weizenkeime und Bierhefe.

Notizen: ....

....

42. Vitamin B2

Sicher würden sich zurzeit die meisten Psychiater oder Psychologen über Berichte wundern, dass durch die Einnahme von Vitamin B2 psychische Beschwerden deutlich zurückgehen. Hoffentlich wird es sich jedoch in den nächsten Jahren herumsprechen, dass nicht nur die Psyche auf den Körper einwirkt, sondern auch der Körper, wenn ihm etwas fehlt, Signale an die Psyche schickt, die dort in Form von Beschwerden ankommen können. Eine Erhöhung der Vitamin-B2-Versorgung gelingt z.B. über Innereien vom Rind (wegen der Schadstoffbelastung aber nicht uneingeschränkt zu empfehlen) oder durch ein spezielles Vitamin-B2-Präparat aus der Apotheke.

Notizen: ....

43. Vitamin B6

Vielleicht kennen Sie das Phänomen, dass Sie in manchen Nächten mehr träumen als in anderen (bzw. sich an mehr Träume erinnern). Grund dafür könnte sein, dass Sie am Abend ein Vitamin-B6-reiches Lebensmittel gegessen haben. Größere Mengen sind nämlich in Nüssen, Mandeln, Fisch oder Sojaprodukten enthalten; zur Nahrungsergänzung können Sie aber auch ein Präparat kaufen, idealerweise ein Kombinationsprodukt mit allen acht B-Vitaminen.

Eine gute Vitamin-B6-Versorgung ist übrigens auch für die Zinkaufnahme und -verwertung hilfreich – die gleichzeitige Aufnahme von Vitamin B6 während einer Zinkkur ist also sehr zu empfehlen.

Notizen: ....

44. Vitamin B12

Nicht nur ältere Menschen leiden relativ oft unter einer zu geringen Versorgung mit Vitamin B12. Auch Kinder und Jugendliche sind häufig davon betroffen – genauso wie alle, die wenig oder keine Innereien essen. Denn Letztere liefern die benötigten (wenn auch geringen) Mengen dieses Vitamins, ohne das sich z. B. die Umhüllung unserer Nervenbahnen nach und nach auflöst. Die Wichtigkeit von Vitamin B12 für unseren Körper zeigt sich nicht zuletzt in der Tatsache, dass die Leber einen Speicher von bis zu sieben Jahre anlegen kann – was für ein wasserlösliches Vitamin ungewöhnlich lange ist. Wenn Sie keine Innereien mögen, hilft nur der Gang zur Apotheke, dort gibt es z.B. Präparate mit bis zu 300 Mikrogramm (siehe die Produktempfehlungsliste des Autors unter *www.wernerwinkler.de/produkttipps.htm*), die rasch eine Wirkung zeigen. Es alleine mit Quark, Sahne oder Bier zu versuchen, die alle nur geringe Mengen an Vitamin B12 enthalten, ist wohl nicht der ideale Weg ...

Notizen: ....

....

....

....

....

....

....

....

....

45. Vitamin C

Wie Zink in der Gruppe der Mineralstoffe ist Vitamin C aus dem Bereich der Vitamine ein Paradebeispiel für die Nutzung als Universalschlüssel. Selbst wenn kein „Mangel“ im engeren Sinne vorhanden ist, bewirkt die erhöhte Vitamin-C-Aufnahme z.T. eine deutliche Verringerung der Beschwerden. In jüngster Zeit hat man herausgefunden, dass die Menschen in der Steinzeit täglich ca. 600 mg Vitamin C zu sich genommen haben, während wir heute häufig nicht einmal auf 100 mg kommen. Die preiswerteste Zusatzquelle wäre ein Vitamin-C-Pulver, das z. B. über den Joghurt oder das Müsli gestreut werden kann.

Notizen: ....

....

....

....

46. Vitamin D

Zusätzliches Vitamin D über die gezielte Ernährung oder aus Fertigpräparaten benötigen Sie vor allem im Winter (auf der Nordhalbkugel), weil in dieser Zeit die Haut kein Vitamin D aus Sonnenlicht produzieren kann und sich die Speicher langsam leeren. Gut geeignet wären etwa Fisch, Eigelb und Lebertran – aber auch ein Gang ins Solarium wird von Ihrer Haut zur Vitamin-D-Produktion genutzt.

Notizen: ....

....

....

47. Vitamin E

Eine zu geringe Versorgung mit Vitamin E kann der Grund eines Phänomens sein, das nicht in der Beschwerdeliste aufgeführt ist: die sogenannten „Altersflecken“ auf Händen und Armen. Doch nicht nur gegen sie, auch gegen Kraftlosigkeit, Herzbeschwerden und Entzündungen hilft Vitamin E häufig. Dessen natürliche Quellen sind z.B. Weizenkeimöl, Haselnüsse, Mandeln und Olivenöl. Auch der Apotheker kann Ihnen sinnvoll dosierte Nahrungsergänzungspräparate anbieten und Ihnen damit zu womöglich überraschenden Besserungen helfen. Einen Versuch ist es immer wert, zumal Nebenwirkungen bei Beachtung der Mengen-Obergrenzen (ca. 1000 mg täglich) nicht zu erwarten sind.

Notizen: ....

....

....

....

48. Vitamin K

Dieses eher „kleine“ Vitamin (wir brauchen nur sehr wenig davon) kann bei der Verminderung von Blutungen, z.B. bei Nasenbluten, helfen. In relativ großen Mengen enthalten ist es unter anderem in „K-Lebensmitteln“: Kohlgemüse, Kopfsalat und Kraut (v.a. Sauerkraut).

Notizen: ....

....

....

49. Ziele erreichbar formulieren

Wenn man sich etwas vornimmt, empfiehlt sich eine genaue Wortwahl bei der Beschreibung der Ziele, da sie häufig unerreichbar formuliert werden. Stellt sich dann heraus, dass sie den folgenden sieben Kriterien nicht genügt, sollte man sie entsprechend ändern.

Fällt es Ihnen schwer, sich selbst über ein Ziel klarer zu werden, dann bitten Sie jemand (etwa einen professionellen Berater, Supervisor oder Coach), Ihnen dabei zu helfen – und Ihr Ziel kritisch nach der folgenden Liste zu überprüfen.

a) Ist das Ziel konkret/messbar formuliert worden? Gutes Beispiel: „Ich will ab heute täglich eine Pause von 30 Minuten bei der Arbeit einplanen." Gegenbeispiel: „Ich will bald weniger Stress haben."
b) Ist das Ziel anwesend/positiv formuliert worden? Gutes Beispiel: „Unser Team möchte in Zukunft mehr auf gelingende Beratungsgespräche achten als auf Reklamationen." Gegenbeispiel: „Wir sollten nicht mehr so viel auf Reklamationen achten."
c) Ist das Ziel so „bekömmlich" wie möglich formuliert worden? Gutes Beispiel: „Ich möchte mir mehr Gelegenheit geben, interessante Männer kennenzulernen." Gegenbeispiel: „Ich will unbedingt noch dieses Jahr einen Partner finden, heiraten und schwanger werden."
d) Ist das Ziel attraktiv/motivierend formuliert worden? Gutes Beispiel: „Unsere Mannschaft soll künftig wieder mehr Spaß am Trainingslager haben." Gegenbeispiel: „Wir müssen ganz viel trainieren, damit wir nächstes Jahr auf jeden Fall die Meisterschaften gewinnen."

e) Ist das Ziel realistisch formuliert worden? Beispiel: „Ich will monatlich zwei Prozent meines Einkommens für wohltätige Zwecke spenden." Gegenbeispiel: „Ich will so viel Geld verdienen, dass ich den Hunger in der Welt auslöschen kann."
f) Liegt das Ziel in der Macht bzw. im Einflussbereich des Formulierenden? Gutes Beispiel: „Ich will, dass mehr Menschen von der nächsten Wahl erfahren, indem ich alle Parteimitglieder meines Bezirks anrufe und darüber informiere." Gegenbeispiel: „Ich will, dass sämtliche Bekannten meine Partei wählen."
g) Ist das Ziel stufenweise formuliert worden? Beispiel: „Ich möchte die nicht erledigten Aufgaben Schritt für Schritt abarbeiten." Gegenbeispiel: „Ich möchte heute noch alles erledigen, was ich die letzten drei Wochen liegen gelassen habe."

Notizen: ....

....

....

....

....

....

....

....

....

....

....

....

50. Zink

Zink ist einer der wirkungsvollsten Universalschlüssel, die ich kenne. Unter den lebensnotwendigen Mineralstoffen und Vitaminen nimmt Zink in zweierlei Hinsicht eine Sonderrolle ein:

- Ein Zinkmangel lässt sich im Blut erst sehr spät (d.h. bei deutlichen Mängeln über einen längeren Zeitraum) nachweisen, weshalb bei den üblichen Bluttests häufig noch alles in Ordnung zu sein scheint.
- Der Mineralstoff Zink hat (ähnlich wie Magnesium oder Jod) eine sehr zentrale Bedeutung für viele körperliche und mentale Vorgänge – die Mangelerscheinungen sind unspezifisch und werden dadurch häufig von Ärzten oder Heilpraktikern übersehen. Den meisten Psychologen bzw. Psychiatern ist überhaupt nicht bekannt, welchen Einfluss Zinkmangel auf das psychische Befinden ihrer Patienten haben kann.

Um herauszufinden, wie hoch Ihr individuelles Zinkmangelrisiko derzeit ist, können Sie den folgenden Test durchführen (auch im Internet verfügbar, Adresse s. Seite 100).

Notieren Sie bitte auf einem separaten Blatt maximal die in Klammern stehende Punktezahl; wenn eine Aussage nur zum Teil auf Sie zutrifft (wenn Sie z.B. hin und wieder Fleisch essen), verringern Sie die Maximalpunktezahl entsprechend. Sie können natürlich die Seiten auch kopieren und die Zahlen direkt eintragen.

Dieser Test wurde im Jahr 2000 vom Autor und von Dr. med. Monika Schwarz, Hautärztin aus Tübingen, entwickelt und in der Zwischenzeit von Tausenden von Nutzern verwendet. Das Phänomen der durch Zinkmangel ausgelösten Augenringe oder Tränensäcke fehlt in diesem Test – falls Sie darunter leiden, geben Sie sich dafür zusätzlich ein bis fünf Punkte, je nach Stärke der Ausprägung.

Zinkmangelrisiko-Test, Teil A:

Risikofaktoren, die für einen Zinkmangel anfällig machen (Auswahl)

- ☐ 5 fleischarme Ernährung (vor allem wenig Rindfleisch/Leber)
- ☐ 5 Schwangerschaft/en, Stillzeit
- ☐ 5 Krebs- oder Tumorerkrankungen
- ☐ 5 starker Alkoholkonsum
- ☐ 5 Drogenkonsum (z.B. Kokain, Haschisch)
- ☐ 5 Narkose/n in jüngster Zeit
- ☐ 5 Essstörungen, Bulimie, Anorexie
- ☐ 5 Chemo- oder Strahlentherapie
- ☐ 4 anhaltender Stress – auch psychischer Art
- ☐ 4 künstliche Ernährung (per Sonde) mit zu wenig Zink
- ☐ 4 häufige Fastenkuren oder Diäten
- ☐ 4 Unterernährung, Mangelernährung
- ☐ 3 Kortison- oder Penicillamin-Einnahme
- ☐ 3 schweißtreibender Sport, Leistungssport
- ☐ 3 regelmäßige Saunagänge
- ☐ 3 Trauerfall im persönlichen Umfeld
- ☐ 3 Männer: starke sexuelle Aktivität
- ☐ 3 Frauen: Einnahme hormoneller Kontrazeptiva (Pille)
- ☐ 2 Monitor- oder Bildschirmarbeitsplatz
- ☐ 2 Computer als Freizeitbeschäftigung
- ☐ 2 regelmäßige/r Raucher/in
- ☐ 2 starke Gewichtsabnahme in jüngster Zeit

- ☐ 2 häufige Verwendung von Abführmitteln
- ☐ 2 hohe Calciumaufnahme (z. B. durch Milch, Käse)
- ☐ 2 körperliche Schwerstarbeit
- ☐ 1 hohe Magnesiumaufnahme (Präparate, Bananen)
- ☐ 1 hohe Kupfer- oder Eisenaufnahme (Präparate)
- ☐ 1 hohe Phytataufnahme (in Bohnen oder Vollkorngetreide vorkommend)

Zinkmangelrisiko-Test, Teil B:

Mögliche Zinkmangelfolge- oder -begleitbeschwerden (Auswahl)

- ☐ 5 schwaches Immunsystem
- ☐ 5 Depressionen, Angstzustände, Phobien
- ☐ 5 Wochenbettdepressionen nach einer Geburt
- ☐ 5 Suizidgedanken oder Suizidversuche
- ☐ 5 Schizophrenie, Persönlichkeitsveränderung
- ☐ 5 Aggressivität, Gereiztheit
- ☐ 5 starker Haarausfall
- ☐ 5 anhaltende Hautprobleme
- ☐ 4 Geruchs- oder Geschmacksstörungen
- ☐ 4 schlecht heilende Wunden oder Narben
- ☐ 4 häufige Erkältungen/Grippeanfälligkeit
- ☐ 4 Nagelveränderungen (z. B. weiße Flecken)
- ☐ 3 Allergien, Heuschnupfen
- ☐ 3 Heißhunger – z. B. auf Fleisch, Schokolade, Nüsse, Kakao, Marzipan, Cashewkerne, Mandeln, Austern
- ☐ 3 Hörsturz, Tinnitus, Gehörprobleme
- ☐ 3 Männer: Impotenz, sexuelle Lustlosigkeit
- ☐ 3 Frauen: prämenstruelles Syndrom
- ☐ 2 Übergewicht, Fressanfälle

- ☐ 2 Nachtblindheit, Sehstörungen
- ☐ 2 andauernde Schlafstörungen
- ☐ 2 Aufwachprobleme
- ☐ 2 Konzentrationsschwäche, Leseunlust
- ☐ 2 Gedankenstörungen
- ☐ 2 fehlende Traumerinnerung
- ☐ 1 wechselnde oder schlechte Handschrift
- ☐ 1 schlechtes Namensgedächtnis
- ☐ 1 Fieberbläschen, Herpes labialis (Lippenherpes)

Gesamtergebnis (Teil A und B): ...... Punkte

Auswertung des Zinkmangelrisiko-Tests:

Ergebnis (insgesamt) bis 10 Punkte:

Eine Unterversorgung mit Zink ist eher unwahrscheinlich. Die Durchführung einer Zinkkur bei Beschwerden aus Teil B kann aber versucht werden.

Ergebnis (insgesamt) 11–20 Punkte:

Eine leichte Unterversorgung mit Zink ist wahrscheinlich. Eine Zinkkur mit gezielter Beobachtung der Beschwerdeveränderungen sollte versucht werden. Die Risikofaktoren sollten nach Möglichkeit minimiert werden.

Ergebnis (insgesamt) mehr als 20 Punkte:

Eine Unterversorgung mit Zink ist sehr wahrscheinlich. Zur Sicherheit sollte auf jeden Fall eine Zinkkur durchgeführt werden. Wir empfehlen ein Gespräch mit Ihrem Arzt und die Minimierung der jeweiligen Risikofaktoren. Eine Unterversorgung weiterer Personen in der Familie oder im persönlichen Umfeld (ähnliche Ernährung, ähnliche Risikofaktoren) ist wahrscheinlich und sollte überprüft werden.

Anleitung für die Durchführung einer Zinkkur:

Bei einer täglichen Zufuhr von 12 bis 25 mg Zink zusätzlich zur normalen Nahrung geben Sie Ihrem Körper die Gelegenheit, verbrauchte Bestände wieder aufzufüllen. Dies ist nach unserer Beobachtung innerhalb von 60 bis 100 Tagen ausreichend geschehen, falls keine Aufnahmestörungen vorliegen. Es empfiehlt sich, mit niedrigen Mengen (ca. 6–12 mg täglich) zu beginnen und erst nach einigen Tagen auf 25 mg zu steigern; bei hohen Punktzahlen im Test sind maximal 50 mg denkbar; eine Rücksprache mit dem Arzt ist zu empfehlen.

Weitere Hinweise zur Zinkkur:

Bei bestehenden Nierenerkrankungen sollte Zink nur nach Rücksprache mit dem Arzt eingenommen werden. Beachten Sie auf jeden Fall die Angaben auf dem Beipackzettel, besonders den geforderten Einnahmezeitpunkt! Präparate sind z. B. wirkungslos, wenn sie mit einer Mahlzeit eingenommen werden (außer Lutschtabletten).

Gestört wird die Zinkaufnahme durch die gleichzeitige Zufuhr von Calcium, Kupfer, Eisen oder Magnesium – solche Kombinationspräparate sind daher für eine gezielte Zinkzufuhr ungeeignet. Dagegen fördern die Vitamine C und B6 die Zinkaufnahme. Inzwischen gibt es Präparate zu kaufen, welche die passenden Stoffe kombinieren und sich behindernde trennen (Produktnamen auf der Empfehlungsliste des Autors unter *www.wernerwinkler.de/produkttipps.htm*).

Wenn Sie ein bestimmtes Präparat schlecht vertragen (Magen- oder Kopfschmerzen), versuchen Sie ein anderes oder verringern Sie die Dosierung. Ihre Apotheke berät Sie bei der Wahl eines geeigneten Präparats.

Kann die Zinkaufnahme gefährlich sein?

Berichte über schwere Nebenwirkungen beginnen erst bei einer Einnahme zwischen 275 und 550 mg Zink pro Tag. Zum Vergleich: Eine Auster enthält ca. 25 mg Zink – Portionen von 6 bis 12 Austern sind seit Langem üblich und nach den vorliegenden Berichten eher nützlich als schädlich. Teilweise kursierende Gerüchte über „dramatische Gefahren" bei der Einnahme von Zink können Sie getrost ignorieren. Sie zeugen von Unkenntnis des Sachverhalts oder der schon natürlich vorhandenen Mengen in ungefährlichen Lebensmitteln (z. B. in Austern).

Auswahl an Lebensmitteln, in denen Zink in verfügbarer Form vorliegt (Mengen je 100 g):

- Austern (bis 150 mg)
- Pinienkerne (14 mg)
- Rinderleber (5,1 mg)
- Sonnenblumenkerne (5 mg)
- Cashewnüsse (4,8 mg)
- Kakao (4 mg)
- Rinderfilet (3,5 mg)
- Erdnüsse (3,3 mg)
- Mais (2,5 mg)
- Mandeln (2 mg)

Eine Auswahl an Zinkpräparaten finden Sie auf der Empfehlungsliste des Autors unter *www.wernerwinkler.de/produkttipps.htm*.

Mögliche Gründe für den eventuell ausbleibenden Erfolg einer Zinkkur:

1. Zu niedrig dosierte Aufnahme/Präparate. Sinnvoll sind 15–50 mg täglich (für Erwachsene, Kinder nehmen etwa die Hälfte). Achten Sie auf die Netto-Zink-Menge (in der Regel auf der Packung zu finden

oder beim Apotheker zu erfragen) – bei manchen Präparaten ist die Menge der Zink-Verbindung (z. B. „40 mg Zinkverbindung XY") auf der Packung angegeben; das können z. B. netto nur 6,3 mg sein, sodass täglich 3–4 Tabletten nötig sind.

2. Einnahme erfolgt gemeinsam mit „Gegenspielern" – diese behindern die Aufnahme von Zink (Calcium, Magnesium, Eisen, Kupfer).
3. Einnahme erfolgt zum Essen. Sinnvoll ist eine Stunde vor der Mahlzeit oder drei Stunden danach, da Zink sonst mit den anderen Nahrungsbestandteilen unlösliche Verbindungen eingeht und vom Körper unverwertet ausgeschieden wird.
4. Die im gewählten Präparat vorhandene Bindungsart kommt nicht im Blut an. Steigen Sie probeweise auf ein anderes Präparat um.
5. Es liegt eine Darmentzündung oder Resorptionsstörung vor. Versuchen Sie das Zink über eine Lutschtablette oder intravenöse Verabreichung durch den Arzt oder Heilpraktiker aufzunehmen.
6. Es mangelt nicht (nur) an Zink, sondern (auch) an Jod, Magnesium, Mangan, Lithium oder den B-Vitaminen. Testen Sie dies kostenlos unter *www.vitamineraltest.de*.
7. Ein Vitamin-B6-Mangel behindert die Zinkverwertung (erkennbar z. B. an fehlender bzw. geringer Traumerinnerung).
8. Der Zinkverlust ist höher als die Zufuhr (z. B. durch Stress, Drogenkonsum, Medikamente oder Vergiftung).
9. Die Zinktabletten werden in calcium- oder magnesiumreichem Wasser aufgelöst (beide Mineralien behindern Zink).
10. Es wird gleichzeitig mit Zink ein „A–Z-Präparat" eingenommen. Darin sind ebenfalls Mineralstoffe

enthalten, die als Gegenspieler (Antagonisten) zum Zink wirken.

11. Die Einnahme erfolgt gleichzeitig mit Müsli, Milchprodukten oder Vollkornbrot (vgl. Punkt 3).
12. Es liegt eine Kupfer-, Blei- oder Amalgam-Vergiftung vor. Diese ist labortechnisch messbar und muss therapiert werden.
13. Die Selbstwahrnehmung ist sehr gering. Die Wirkung wird gar nicht als solche erkannt (evtl. nur von den Mitmenschen!).

Als letzte Möglichkeit könnte man noch anführen, dass gar keine Zinkunterversorgung vorlag und die Beschwerden, die Anlass für die Zinkkur gaben, andere Ursachen hatten bzw. die zusätzliche Gabe von Zink alleine nicht ausreichte, um tatsächlich erkennbare Unterschiede hervorzurufen (s. Punkt 6). Meist wird aber bei zunächst ausbleibendem Erfolg einer der genannten Punkte zutreffen.

Was eine Unterversorgung mit Zink bewirken kann:

Prof. Dr. med. Wulf Seeling und seine Kollegen von der Universitätsklinik Ulm beschrieben 1982* einen Patienten mit Dünndarminfarkt, dessen Zustand sich nach viermonatiger künstlicher Ernährung zusehends verschlechterte (Bild links). Zu den Symptomen zählten u. a. Durchfall, Hautprobleme, teilweiser Haarausfall, starker Juckreiz, mangelnder Durst und Hunger, allgemeine Abwehrschwäche sowie auffällige psychische Beschwerden (ängstlich-depressiv, Rückzug, passives Verhalten). Als man auf den extrem niedrigen Zinkstatus des Patienten aufmerksam wurde (verursacht durch eine zu geringe Zinkmenge in der Infusionslösung), erhöhte man die tägliche Zufuhr von 1,5 mg auf 20 mg. Nach wenigen Wochen besserten sich nicht nur die oben beschriebenen körperlichen

Beschwerden – auch sein psychischer Zustand veränderte sich: Der Patient wurde gesprächig, zog sich nicht mehr zurück und ergriff wieder die Initiative. Seine Stimmungslage war gehoben, sein Verhalten kooperativ (Bild rechts). Es handelt sich um das einzige mir bekannte Fotodokument eines isolierten Zinkmangels und dessen Heilung durch Erhöhung der Zinkzufuhr.

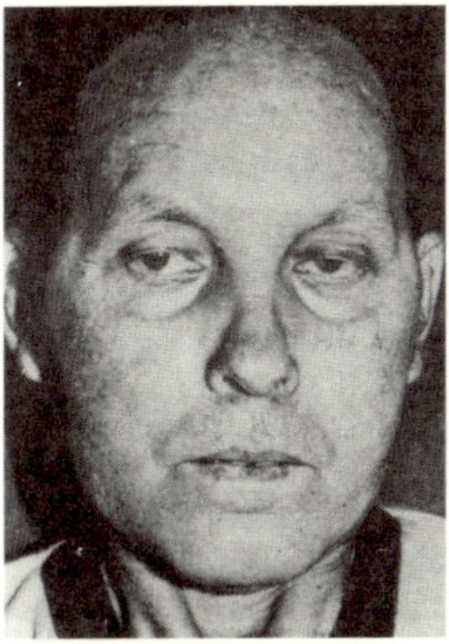

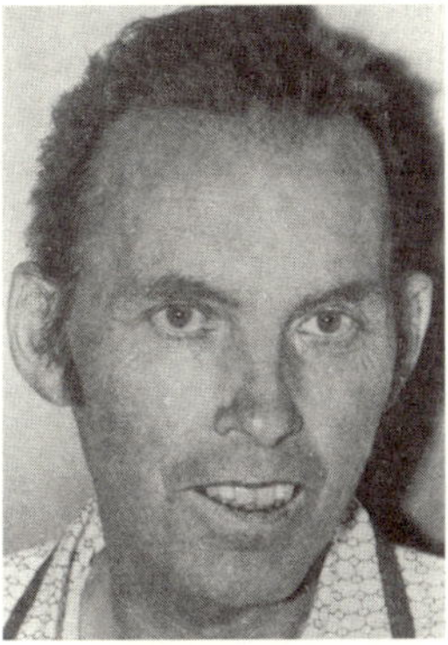

* in: MedWelt, Bd. 33, Heft 11, 1982, Schattauer Verlag, Stuttgart; Verwendung der Fotos mit freundlicher Genehmigung von Prof. Seeling.

Notizen: ....

....

....

....

....

....

....

51. Individuelle Faktorensammlung anlegen

Bei Beschwerden, mit denen Sie sich häufiger konfrontiert sehen, lohnt es sich, eine Sammlung derjenigen Faktoren anzulegen, von denen die Beschwerdestärke beeinflusst wird.

Beispiel: Individuelle Faktorensammlung zum Thema „guter Schlaf“:

- Bett in Nord-Süd-Richtung; Kopf nach Norden
- Offenes Fenster, aber kein Laternenlicht von draußen
- Keine Metallfedern in Matratze oder Bettrost
- Kein Bettrahmen aus Metall, keine Tiere im Raum
- Keine Strom führenden Geräte direkt am Bett
- Keine Lichtquelle im Zimmer (Radiowecker etc.)
- Erst zu Bett gehen, wenn man tatsächlich müde ist
- Keine aufregenden Fernsehsendungen nach 21 Uhr
- Letzte große Mahlzeit mindestens vier Stunden vor dem Schlafengehen
- Nicht mit Hunger- oder Durstgefühl ins Bett gehen
- Keine Vitamin-C-haltigen Speisen oder Getränke am Abend
- Bei Unruhe etwas Vitamin B12 einnehmen
- 200 mg Magnesium am Abend einnehmen
- Ausreichende Zink- und Vitamin B6-Versorgung
- Auf der Herzseite liegend einschlafen

Notizen: ....

....

....

....

....

52. Lösungserfahrungen ernst nehmen

Kaum jemand ist derart kompetent im Umgang mit wiederkehrenden Beschwerden, wie die oder der Betroffene selbst. Daher sollten Sie alle Erfahrungen, die zu einer Beschwerde führen, aber besonders natürlich diejenigen, die eine Beschwerde lindern, besonders ernst nehmen. Angenommen, Sie finden heraus, dass Sie die Intensität der Schuppenbildung dadurch beeinflussen können, wie viel Zucker Sie essen – dann ist diese Erkenntnis mehr wert als alle Tipps, die Ihnen dieses Büchlein, Ihr Arzt, die Haarshampoo-Werbung oder Erfahrungsberichte aus dem Bekanntenkreis geben können.

Notizen: ....

....

....

....

....

Übersicht: Mineralstoff- und Vitaminmengen

Mineralstoffe	*Therapeutische Mengen/Tag*
Calcium	1000–1500 mg
Chrom	0,2–0,3 mg
Eisen	10–50 mg
Jod	0,1–1 mg
Lithium	1–3 mg
Magnesium	300–1500 mg
Mangan	2–50 mg
Selen	0,35–3,5 mg
Zink	5–100 mg

Vitamine	*Therapeutische Mengen/Tag*
Biotin	0,1–3 mg
Folsäure	0,4–2 mg
Niacin	100–6000 mg
Pantothensäure	50–1000 mg
Vitamin B1	10–200 mg
Vitamin B2	10–400 mg
Vitamin B6	20–200 mg
Vitamin B12	0,01–60 mg
Vitamin C	50–18000 mg
Vitamin D	0,01–0,02 mg
Vitamin E	100–1000 mg
Vitamin K	0,03–0,1mg

Falls Sie mehrere Stoffe gleichzeitig zu sich nehmen möchten (als Präparat), empfiehlt sich, dies zeitlich versetzt zu tun und nicht wahllos zu kombinieren. Als Faustregel gilt: Vitamine stören sich kaum; die

Mineralstoffe Calcium, Eisen, Magnesium und Zink sollten jeweils mit mindestens vier Stunden Abstand (wenn als Präparat) eingenommen werden. Zink nie zum Essen nehmen, ideal wäre die Zufuhr eine Stunde vor einer Mahlzeit oder zwei Stunden danach. Eine Liste mit empfehlenswerten Mineralstoff- und Vitaminpräparaten finden Sie unter *www.wernerwinkler.de/produkttips.htm*.

Vorbeugen statt heilen – ganz praktisch

Ebenso wie die Lösung nur selten sehr viel mit dem Problem zu tun hat, das sie löst, ist auch Vorbeugung etwas Eigenständiges – und Individuelles. Sie selbst sind der erste Ansprechpartner, wenn es darum geht, Krankheiten und Probleme gar nicht erst entstehen zu lassen. Manche meiner Gesprächspartner sind überrascht, wenn ich ihnen zu Beschwerden gratuliere, über deren Entstehen sie sich klar geworden sind. Meine Behauptung: „Wenn Sie erst wissen, wie Sie selbst ein Problem schaffen können, dann sind Sie schon einen großen Schritt weiter!" geht in diese Richtung.

Idealerweise lernen Sie etwas über Ihre individuellen Möglichkeiten der Prävention, indem Sie sich auf Zeiten konzentrieren, in denen es Ihnen gut geht oder gut ging (auch wenn das schon Jahre zurückliegt). In diesen Zeiträumen haben Sie also vieles richtig gemacht und können sich daraus ein „Rezept" für anhaltende Gesundheit und Zufriedenheit zusammenstellen. Diese ganz individuellen Dinge sollten Sie im Anschluss an die auf S. 94/95 aufgeführte Checkliste notieren.

Liste 4: Checkliste Gesundheitssituation

Die folgende Checkliste ist zwar nur meine ganz persönliche, aus meiner Erfahrung der letzten Jahre erstellte Liste – Sie können sie jedoch probeweise einmal für sich durchgehen und sehen, wie viele Fragen Sie mit „Ja“ beantworten könnten. Um Ihre individuelle Situation auszuwerten, kann es sinnvoll sein, diese Liste zu ergänzen oder so zu verändern, dass sie zu Ihnen passt. Entscheidend ist in jedem Fall, die jeweiligen Schwachstellen aktiv anzugehen (und z. B. Übergewicht zu reduzieren oder Mineralstoffmängel auszugleichen) und nicht zu warten, bis eine ernsthafte Krankheit Sie zwingt, sich mit Ihrem Körper, Ihrer Seele oder Ihren Lebensumständen auseinanderzusetzen.

Ich empfehle einen solchen „Basis-Check“ oder „Gesundheits-TÜV“ auch ausdrücklich den Patienten jener Ärzte, Heilpraktiker, Psychiater und Psychologen, die bisher weder den Einfluss einer ausreichenden Versorgung mit Mineralstoffen und/oder Vitaminen noch die schädliche Wirkung von Milcheiweiß auf manche ihrer Patienten ins Auge gefasst haben. Auch Angehörige von Kranken haben hier unter Umständen einen Einfluss.

Bevor Sie also mit nebenwirkungsreichen oder teuren Therapien beginnen, klären Sie die folgenden Punkte ab (wenn noch Zeit dafür ist und der behandelnde Arzt nichts dagegen hat) – Sie könnten sich womöglich manch aufwendige Therapie ersparen, wenn Sie auf diesem Wege wieder gesund würden.

Zumindest scheinen viele Standardtherapien besser zu funktionieren, wenn die grundlegenden Voraussetzungen für Gesundheit – wie sie mithilfe einer solchen Liste abgefragt werden können – vorhanden sind.

Checkliste Gesundheitssituation

(Version des Autors, vom Leser der individuellen und aktuellen Situation anzupassen)

1. Bekomme ich ausreichend ungestörten, erholsamen Schlaf?
2. Habe ich ausreichend Zeit für Ruhe und Stille?
3. Habe ich mir Zeit zum Spielen, Spazierengehen, „Nichtstun“ oder für andere Freizeitaktivitäten genommen?
4. Fühle ich mich geistig ausreichend gefordert?
5. Ist meine Partnerschaft (oder meine Lebensform) ein Anlass zum Glücklichsein?
6. Steht die Mühe, die mir meine Arbeit macht, im Verhältnis zum Geld, das ich damit verdiene, zur Sinnhaftigkeit und zum Spaß, den ich dabei empfinde?
7. Ist meine Wohnung/mein Haus/mein Zimmer für mich ein Ort, an dem ich mich wohlfühle und an den ich gerne zurückkomme, wenn ich unterwegs war?
8. Ist mein Konsum an Genuss- und Rauschmitteln so dosiert, dass er mein Wohlbefinden und meine Leistungsfähigkeit nicht beeinträchtigt?
9. Gelingt es mir in der Regel auf Zucker zu verzichten und meine Lust auf Süßes mit Obst zu stillen?
10. Habe ich sämtliche Lebensmittel, die Milcheiweiß enthalten, von meinem Speiseplan gestrichen?
11. Trinke ich regelmäßig und ausreichend Wasser und achte ich bei Hitze auf einen ausgeglichenen Salzhaushalt?
12. Versorge ich mich regelmäßig und ausreichend mit den Mineralstoffen und Vitaminen, bei denen

durch meine spezielle Ernährungsweise – ohne Fleisch, Eier und Milchprodukte – eine Unterversorgung droht (vor allem Zink, Calcium, Vitamin D und Vitamin B12)?

13. Sorge ich bei jenen Mineralstoffen und Vitaminen ausreichend vor, deren vorsorgende Wirkung bekannt ist (wie Zink, Selen, Vitamin C und Vitamin E)?
14. Achte ich auf ausreichende Bewegung, wenn ich verstärkt im Sitzen tätig bin?
15. Gönne ich mir einen Mittagsschlaf oder eine Pause, wenn mir danach zumute ist?

Ergänzen Sie hier Ihre persönlichen Kontrollfragen:

....

....

....

....

....

....

....

....

....

....

....

....

....

....

....

„So einfach kann es doch nicht sein ..."

Hat man es sich zur Regel gemacht, zunächst die jeweils einfachsten Vorgehensweisen auszuprobieren, stößt man bisweilen – zumindest ist das meine Erfahrung – auf Unverständnis. So erging es mir einmal im Gespräch mit einem Vater, dessen Sohn nach bestandenem Abitur depressiv und antriebslos wurde. Auf meinen Hinweis, es doch probeweise mit einer verbesserten Zinkversorgung zu versuchen, meinte er: „So einfach kann es doch nicht sein, Herr Winkler!" Ein halbes Jahr später, nach manchen fruchtlosen Therapieversuchen half eine Zinkkur dann doch innerhalb kürzester Zeit und die Mutter bestätigte mir, ihr Sohn sei wieder „ganz der Alte".

Verständlicherweise denkt man bei starken Beschwerden an eine ebenso starke Behandlung. Oder bei lange bestehenden Leiden an eine ebenso lange Therapiedauer. Die Forschungen des Psychotherapeuten und Kommunikationswissenschaftlers Paul Watzlawick, seinen Kollegen und Nachahmern haben jedoch gezeigt, dass Lösungen meist innerhalb einer kurzen Zeitspanne eine Änderung einleiten und vor allem dadurch gekennzeichnet sind, dass ein Unterschied zur bisherigen Situation entsteht. Dieser „Unterschied, der einen Unterschied macht", kann – so zeigt die Erfahrung – oft durch geringen Aufwand herbeigeführt werden. Wenn Sie also Ihre Beschwerden mithilfe der hier aufgeführten Universalschlüssel angehen möchten, wählen Sie zunächst diejenigen,

a) die Sie bisher noch nicht ausprobiert haben oder
b) deren Durchführung Ihnen am einfachsten zu sein scheint.

Eine Reihe der zur Verfügung stehenden Universalschlüssel lassen sich auch parallel verwenden und können einen Erfolg wahrscheinlicher machen. Die unter Nr. 35 (S. 64 ff.) beschriebene „Universalkur“ ist ein solches Kombinationsbeispiel. Auf jeden Fall sollten Sie die einfachsten Möglichkeiten erwägen, bevor mit komplizierten, teuren und nebenwirkungsreichen Therapien begonnen wird. Denn häufig zeigt sich, dass selbst starke Beschwerden letztlich auf einfach zu behandelnde Ursachen zurückzuführen sein können. So erging es zum Beispiel der Frau eines Bekannten, die wegen „Müdigkeit, Schlappheit“ zum Arzt ging. Dieser suchte lange erfolglos nach der passenden Diagnose, bis schließlich ein anderer Arzt die wahre (einfache) Ursache erkannte: Schilddrüsenbeschwerden, die relativ einfach zu therapieren waren.

Regelmäßig gehen bei mir solche oder ähnliche Berichte ein, die zeigen, dass und wie die vorgeschlagenen Universalschlüssel wirken. Häufig erzeugt schon das Wissen, dass es noch alternative Möglichkeiten neben der „Standardtherapie“ gibt, eine Haltungsänderung gegenüber den Beschwerden. Oder die vom Arzt verordneten Medikamente helfen (wieder), nachdem der Vitamin- und Mineralstoffbedarf gedeckt ist.

Sie werden merken: Je länger und häufiger Sie mit den Universalschlüsseln arbeiten, desto sicherer werden Sie im Umgang damit. Außerdem scheint es fast unvermeidlich, dass Sie immer öfter Erfolge erleben und so seltener (zumindest was Sie persönlich betrifft) auf dieses Büchlein zurückgreifen müssen.

Literatur

Anke, Manfred et al.: „Mengen-, Spuren- und Ultraspurenelemente in der Nahrungskette“, in: *Nova Acta Leopoldina* NF 79, Nr. 309, S. 157–190

Bamberger, Günter: *Lösungsorientierte Beratung*, Weinheim: Beltz, 1999

Berg, Insoo K. und Miller, Scott D.: *Kurzzeittherapie bei Alkoholproblemen*, Heidelberg, Carl Auer Verlag, 1993

Bruker, Max: *Allergien müssen nicht sein*, Lahnstein: emu-Verlag, 1989

Burgerstein, Lothar: *Burgersteins Handbuch Nährstoffe*, Stuttgart: Haug, 2000

de Shazer, Steve: *Wege der erfolgreichen Kurztherapie*, Stuttgart: Klett, 1989

de Shazer, Steve: *Der Dreh*, Heidelberg: Carl Auer Verlag, 1989

Friedmann, Dietmar: *Integrierte Kurztherapie*, Darmstadt: Primus Verlag, 1997

Graham, Judy und Odent, Michael: *Zinkmangel*, Stuttgart: Hippokrates, 1986

Holtmeier, Hans Jürgen (Hrsg.): *Zink – Biochemie, Physiologie, Pathophysiologie und Klinik des Zinkstoffwechsels des Menschen*, Stuttgart: Wissenschaftliche Verlagsgesellschaft, 1991

Pfeiffer, Carl C.: *Nährstoff-Therapie bei psychischen Störungen*, Heidelberg: Haug, 1970 und 1986

Schmitt, York: *Ernährung und Selbstmedikation mit Spurenelementen*, Stuttgart: Wissenschaftliche Verlagsgesellschaft, 2003

Scholz, Heinz: *Mineralstoffe und Spurenelemente*, Stuttgart: Trias, 1996

Senser, Friedrich (Bearb.).: *Der kleine Souci-Fachmann-Kraut*, Stuttgart: Wissenschaftliche Verlagsgesellschaft, 1991

Wagner, Hans: *Natürlich heilen mit Zink*, München: Südwest, 1999

Winkler, Werner: *Das kleine 1 x 1 der Mineralstoffe und Vitamine*, Fellbach: Winkler-Verlag, 2000

Winkler, Werner: *Heißhunger ist gesund – so signalisiert Ihr Körper seinen Mineralstoff- und Vitaminbedarf*, München: Irisiana, 2003

Winkler, Werner: *Probleme schnell und einfach lösen – 99 Lösungswerkzeuge*, Frankfurt a. M.: mvg, 2004

Winkler, Werner: *Warum sind wir so verschieden – Psychographie als Schlüssel zur Persönlichkeit*, Frankfurt a. M.: mvg, 2005

Winkler, Werner: *Warum Kinder so verschieden sind*, Kirchzarten: VAK, 2006

Winkler, Werner und Schwarz, Monika: *Zinkmangelrisiko-Test*, Aktion Zinkvorsorge, o. O., 2000

Internetseiten

www.wernerwinkler.de

Informationen, Termine, Texte des Autors

www.vitamineraltest.de

Mithilfe von Lebensmitteln, auf die uns Heißhunger aufmerksam macht, sowie Beschwerden und Risikofaktoren wird der individuelle und aktuelle Status von 32 Mineralstoffen und Vitaminen ermittelt – die Ergebnisse dieses kostenlosen Tests werden häufig durch nachfolgende Blut- oder Urinuntersuchungen bzw. durch Besserung der Beschwerden bestätigt.

www.zinktest.de

Nach Eingabe des Passwortes „Unizink" können Sie hier kostenlos und mit sofortiger Auswertung Ihr aktuelles Zinkmangelrisiko (oder das Ihrer Klienten und Patienten) prüfen.

www.psychographie.de

Informationen rund um die auf den Seiten 61–63 kurz vorgestellte lösungsorientierte Typologie.

www.wernerwinkler.de/produkttipps.htm

Informationen zu empfehlenswerten Nahrungsergänzungsmitteln finden Sie hier.

Danksagungen

Ich danke allen, die mir in den letzten Jahren bei meiner Nachforschung und Sammlung geholfen haben – auch jenen, die mich an Ihren Erfolgen und Fehlversuchen teilhaben ließen.

Besonderen Dank empfinde ich gegenüber Paul Watzlawick, Dietmar Friedmann und Steve de Shazer, denn ohne deren Arbeiten wären sicher manche meiner eigenen Probleme oder die zahlreicher Klienten noch nicht gelöst.

Für freundliche Anregungen zum Manuskript danke ich Gisela Brammer, Bärbel Diemer, Ira Freyaldenhofen, Birgit Müller, Susanne Pioch, Bettina Ulbrich, Holger Hägele, Heinz-Werner Kunius, Eckart Armin Morat, Claus Schrick und Dr. Werner Weishaupt sowie meiner Agentin Ingrid Anna Kleihues, dem VAK-Verlag und besonders meiner Lektorin Nadine Weber für die erneute, erfolgreiche Zusammenarbeit.

Über den Autor

Werner Winkler, Jahrgang 1964, absolvierte eine handwerkliche Ausbildung zum Werbetechniker und Kalligraf; zwischen 1994 und 1995 übte er eine ehrenamtliche Tätigkeit im psychosozialen Dienst aus. Von 1996 bis 1997 machte er eine Ausbildung zum Psychologischen Berater an den Deutschen Paracelsus-Schulen und in Kurztherapie bei Dietmar Friedmann, 1997 folgte eine Ausbildung in Lösungsorientierter Psychologie bei Steve de Shazer und Insoo Kim Berg.

In seiner Beratungspraxis wurde er Ende 1996 durch eine Klientin auf die mentalen Wirkungen von Zink aufmerksam – später auch von anderen Vitaminen und Mineralstoffen – und beschäftigt sich seitdem intensiv mit diesem Themenfeld. Anfang 2000 veröffentlichte er den „Zinkmangelrisiko-Test", den der Autor gemeinsam mit der Tübinger Hautärztin Dr. med. Monika Theurer, geb. Schwarz entworfen hatte.

Werner Winkler leitet Seminare, forscht, schreibt und berät zu den Themen „Lösungsorientierte Kommunikation", „Mineralstoffe und Vitamine" sowie „Psychographie". Von ihm ist u. a. erschienen: *Das kleine 1 x 1 der Mineralstoffe und Vitamine* (2000), *Heißhunger ist gesund* (2003), *99 Lösungswerkzeuge* (2004), *Warum sind wir so verschieden?* (2005), *Warum Kinder so verschieden sind* (2006) sowie zahlreiche Fachartikel.

Er ist außerdem 1. Vorsitzender der Psychographie-Initiative und Mitglied im wissenschaftlichen Beirat des Verbandes Freier Psychologischer Berater (VFP). Seit 1998 lehrt er als Dozent an verschiedenen Studienorten der Paracelsus-Schulen. Werner Winkler lebt in Fellbach bei Stuttgart.

Weitere Informationen finden Sie im Internet unter *www.wernerwinkler.de*. Für den direkten Kontakt schreiben Sie an *wewinkler@t-online.de*.

Stichwortverzeichnis

Anmerkung: 300 Beschwerden (Krankheiten und Probleme) finden Sie alphabetisch geordnet ab Seite 13.

Eigene ergänzende Stichworte:

....

....

....

Sagt dir jemand,
du bist krank,
so hilft das nicht viel,
sagt aber jemand,
tue dies oder jenes
und du wirst gesund werden,
und ist sein Rat kein Betrug,
sieh, so ist es das Wahre,
und hilft dann auch.

Vincent van Gogh